# 彼女の病巣はなぜ消えたのか？

医師がすすめる薄毛からがんまで改善させる新理論

医学博士
岡嶋研二

現代書林

# はじめに

## 血液学の研究から、偶然新しい脱毛症治療法が見つかった

薄毛（脱毛症）の治療では、現在、男性型脱毛症治療薬として、2005年12月に「プロペシア」という内服薬が発売され、その後「ザガーロ」という同類の薬も発売され、徐々に進歩してきました。

**しかし、こういった治療薬が広く使われるようになった現在でも、やはり、男性型脱毛症で悩む人は多いことから、それらの効果は限定的と言わざるを得ません。**

**一方、女性の薄毛（女性型脱毛症）や円形脱毛症では、いまだに有効な治療薬がないのが現状です。**

あるとき私は、育毛とはまったく関係のない血液学の研究過程で、偶然にも、育毛効果

を持つ「インスリン様成長因子－１（ＩＧＦ－１）」という物質を増やす方法を発見しました。動物実験と臨床研究でも、ＩＧＦ－１という物質が増えると脱毛症が改善することを確認したことがきっかけとなり、その後、脱毛症治療の専門クリニックを開院、実際に患者さんの治療を開始しました。

詳細はのちほど述べますが、ＩＧＦ－１という物質を増やすサプリメントといくつかの薬剤を使って脱毛症の治療を行うと、既存の治療で治らなかった脱毛症が改善することがわかりました。

ところが、この治療を行っていくうちに、脱毛症以外の病気も改善することがわかってきたのです。

## 新しい脱毛症治療で、がん細胞やポリープが消失した！

ある日、ＩＧＦ－１を増やす治療を受けていた男性型脱毛症患者さんから、ご自身の娘さんが健康診断で乳がんの疑いがわかり、何かいい治療法はないだろうかと相談を受けたことがありました。

以前、お父さまからの紹介で「掌蹠膿疱症《しょうせきのうほうしょう》」という皮膚科特定疾患にかかってしまった娘さんを私が治療したことがあったからです。

そのときは、脱毛症治療薬「セファランチン」で、ＩＧＦ－１を増やす治療で無事改善しました。

治療効果がとても印象的だったのでしょうか、乳がんになってしまった娘さんに、何かいい治療方法はないものかとこのたびの相談になったのでした。

ＩＧＦ－１には、育毛効果の他にも、掌蹠膿疱症を改善させた抗炎症作用や免疫力を高める作用もあるので、今回も再び「セファランチン」を服用してもらうことにしました。

**なんと約1カ月後に行ったマンモグラフィー検査で、乳がんと診断されたあの陰影が消失**しておりました。これには乳がんを診療していた担当医も驚き、ぜひ、この事例を学会で発表したいと言うほどだったそうです。

それから4年後、再び同じマンモグラフィー検査で、乳がんが疑われる陰影が出現しました。

今回は、前回よりもセファランチンを多く処方し、加えて、ＩＧＦ－１を増やす「シベリア霊芝《れいし》（チャガ）」も服用してもらいました。

そうしますと、やはり約１カ月後、前回と同様に、乳がんが疑われる陰影が消失していました。

これに驚いた担当医は、この出来事が信じられず、乳腺の細胞診まで行いました。

しかし、結果はやはり良性で、がん細胞は認められませんでした。

ちなみに、**「セファランチン」には、これまでに既存のがん治療と併用して、がん患者さんの予後を改善する効果**が示されています。

さらに、別の脱毛症治療中の女性が、脱毛症の改善とともに、検出されていた乳がんのがん細胞も消えていたことがありました。

また、円形脱毛症の治療中の女性で、左親指の爪に悪性黒色腫を強く疑わせる帯状の黒色の色素沈着があらわれましたが、その９カ月後には脱毛症の改善と同時に、転移を思わせる症状もなく、黒色の色素沈着は薄くなり、新しい、きれいな爪が下からでき始めて、改善しました。

そして、ある男性は、3年間確認され続けていた2カ所の胃のポリープが、円形脱毛症の治療を始めたところ、その1年後に消失し、また胃の粘膜がきれいになっていると言われたことが確認されました。

このような経験から、**ＩＧＦ－１を増やすことは、脱毛症、そしてがんの両方に効果がある可能性**が示されました。

## 脱毛症とがんに治療効果を発揮しうるインスリン様成長因子－１（ＩＧＦ－１）とは？

**脱毛症とがんを改善する物質は、育毛効果と免疫調整作用をあわせ持っている**ことが必要になります。

免疫調整作用とは、免疫力が下がっている場合は、リンパ球などを活性化して免疫力を上げ、免疫力が異常に作動して自分の組織を傷つける自己免疫が起こっている場合には、免疫力を正常化する作用のことです。

このような条件を満たす物質が、**インスリン様成長因子－1（IGF－1）**なのです。

IGF－1は、体のいろいろな臓器で作られ、人の心身の成長や健康維持に重要な役割を演じますが、こういった**重要な作用に加えて、育毛効果や免疫調整作用も持つ**ことがわかっています。

中でも、その育毛効果により、男性型脱毛症や女性型脱毛症が改善し、また、免疫調整作用により、自己免疫疾患である円形脱毛症が改善すると考えられます。

さらに、免疫調整作用は、免疫力が低下して発症するがんに対しても、副作用なく、これを改善する可能性があります。

## ●IGF-1そのものではなく、これを増やす薬が、脱毛症やがんの予防・治療に応用できる

これまでに述べた事実は、IGF－1の育毛作用や免疫調整作用が、臨床でも、脱毛症やがんを改善する効果を持っており、IGF－1こそが、脱毛症もがんも治す薬である可能性を示しています。

しかし、IGF－1そのものを患者さんに投与すると、いろいろな副作用が発現することがわかっているので、IGF－1そのものは治療に用いることはできません。

**すなわち、IGF－1を直接治療に用いるのではなくて、**体にIGF－1を作らせる薬**こそが、脱毛症やがんを治す可能性を有するのです。**

## がんを改善する薬が、IGF－1を増やし、脱毛症を改善する！

IGF－1を増やす脱毛症治療薬が、がんの病態改善に有用であるならば、逆に**がん治療に使われている薬が、IGF－1を増やすことで、がんを改善し、またそうであるならば、同時に脱毛症をも改善してもおかしくはないと考えられます。**

事実、統合医療として、**がんの治療に用いられている「シベリア霊芝（チャガ）」**や**大麻成分「カンナビジオール」**にも**IGF－1を増やす作用があり、脱毛症の治療に使用すると改善効果があること**が判明しました。

このように、**IGF－1そのものではなく、これを増やす治療薬が、脱毛症もがんも改善するミラクルドラッグになる**可能性が浮かび上がってきたのです。

## ＩＧＦ－１を減らし、脱毛症やがんによくない薬もある！

**一方、ＩＧＦ－１を減らし、脱毛症を悪化させ、ひいてはがんの予防や治療にもよくないと考えられる治療薬があります。本書では、このような薬をも紹介**していきます。

## ＩＧＦ－１を増やす治療は、がん以外の病態をも改善する！

ＩＧＦ－１には、免疫調整作用以外にも、さまざまな健康効果があるので、脱毛症治療に伴い、がん以外にも、**高血圧、円形脱毛症以外の自己免疫疾患、うつ病、不眠症、片頭痛、更年期障害や閉経以降の乳がんリスクの上昇、骨折や骨粗しょう症、さらに、食物アレルギーなど**が改善することがわかりました。さらに、この脱毛症治療は、これからの社会生活の様式を変えようとするほどの脅威をもたらしている**新型コロナウイルス感染症の**

**治療にも有用である**可能性もわかってきました。

## ＩＧＦ－１を増やす治療を、脱毛症とがん、さらに現代医療では、治しきれない病気に対しての新しい治療法として提唱

本書では、まずＩＧＦ－１とはどのような物質なのかをお伝えし、既存の治療では治らない脱毛症が、ＩＧＦ－１を増やす新しい治療法で改善した症例、さらに、がんの病態を改善する薬がＩＧＦ－１を増やし、脱毛症をも改善した症例を紹介します。

そして、なんと脱毛症治療でがんやポリープもが消失した症例も紹介します。

本書では、こういった事実から、**体内でＩＧＦ－１を作らせる薬が、薄毛とがん、そして、その他の難治の病気を改善し、また、それらの予防にも役立つ可能性があること**を紹介していきます。

本書を執筆するにあたり、難治性の脱毛症で悩まれている方たち、また、がんやその他の難治性の病気に罹患し、既存のものとは異なる治療法を模索されている方たちはもちろ

ん、これらの病気の治療に日夜従事されている医療従事者や研究者に向けても大いなる光明を感じさせる内容となるように心がけました。

決して少なくはないエビデンスとともに私の提唱する新理論の認知が高まることで、薄毛やがん治療、その他の疾病の医療現場での活用が実現され、研究者たちにとっても大いなるヒントとなることを強く願っています。

新たな治療法や予防法の選択肢を増やすことにより、多くの患者さんの役に立つことができれば、それこそが著者の望外の喜びです。

目　次

## はじめに



## 第1章　インスリン様成長因子－1（IGF－1）とは何か？

第2章 知覚神経刺激によるIGF－1増加は〝治癒力〟と〝育毛力〟の本態



第3章 脱毛症治療薬「セファランチン」は、IGF－1を増やし、治療効果を発揮する：セファランチンは、古くて新しい、安全な生薬

## 第4章 脱毛症治療薬「セファランチン」には、抗がん作用があった！



## 第5章 がん改善薬に脱毛症の治療効果

## 第6章 脱毛症治療でがんやポリープが消えた！



## 第7章 統合医療で用いられる鍼灸、断食、そして温泉浴の治療メカニズムにも、IGF－1が重要！

# 第8章 IGF－1を増やす治療で、薄毛やがん以外にも、こんな病気が改善する！

## 第9章 薄毛とがんによくない薬

第 1 章

# インスリン様成長因子−1（ＩＧＦ−１）とは何か？

# 細胞の生存、組織の再生、そして心身の成長に不可欠なインスリン様成長因子－1

**インスリン様成長因子－1（ＩＧＦ－1）**とは、体内に存在する成長因子の一つです。すい臓で作られるインスリンという血糖値を下げるホルモンとは、まったく別ものです。一般に、成長因子とは細胞の分裂増殖を促進し、組織の成長、成熟、また再生に重要な役割を担う物質です。

**多くの成長因子の中でも、細胞の生存や増殖、さらに組織の再生においては、ＩＧＦ－1がもっとも強い作用を持っていることが知られています。**

ＩＧＦ－1は、アミノ酸約70個からなるペプチドという物質で、頭皮をはじめ、体中のすべての組織で作られ、育毛以外にも、人の心身の成長、健康維持、さらに老化の抑制に不可欠な物質です。

人の心身の成長が、もっともいちじるしいのは、思春期です。

思春期になると、脳下垂体という組織からの成長ホルモンの分泌が増えていきます。

成長ホルモンは、体の中の多くの組織に作用しますが、特に筋肉量を増やし、骨を丈夫にし、骨そのものの長さを伸ばすなど、体の成長作用を持っています。

さらに、成長ホルモンは、脳、特に学習能力の中枢である海馬《かいば》という神経組織を発達させる作用も持っています。

このように、成長ホルモンは、心身の成長作用を持っています。**これらの成長ホルモンの多くの作用は、実は、IGF－1によってもたらされているのです。**

すなわち、成長ホルモンが、筋肉や骨などに作用すると、それらの組織でIGF－1が作られ、組織の成長作用を発揮します。

IGF－1は、加齢とともに体内で減少していきます。

IGF－1の低下が促進されていくと老化が進み、また、生活習慣病を発症しやすくなり、逆に、IGF－1の低下が抑制されていくと老化が遅れ、健康が維持されます。

言いかえれば、**IGF－1は、心身の成長、適切な老化、そして健康維持に、きわめて重要な役割を持っているのです。**

# ＩＧＦ－１は、多くの健康効果を持つ！

人の体内で、実際にＩＧＦ－１がどのような作用を発揮しているのか、ＩＧＦ－１を作ることができないラロン症候群という病気の患者さんの症状を調べることでよりわかります。

以下に、この病気の患者さんの症状と動物実験の結果などを元にして判明したＩＧＦ－１の育毛効果、免疫調整作用、さらに、その他の重要な健康を維持するための作用を記していきます。

## 1 毛髪や爪の成長作用

### ●ＩＧＦ－１を作れない患者は、若年から薄毛で、髪の毛の質も悪い

ＩＧＦ－１を作ることができない患者さんは、髪の毛が細く、折れやすく、また、若年

から薄毛になります。

また、毛髪は天然パーマのように縮れ、毛に溝のようなものがあり、もろくなることが認められています。

さらに、髪の毛や爪の伸び方は健常人よりも遅く、散髪や爪切りの必要があまりありません。

これらの事実から、**IGF−1は、毛髪や爪の成長、そして、髪の毛の質の改善にきわめて重要な役割を担う**ことがわかります。

## ◎IGF-1は、髪の毛の寿命を延ばして、抜け毛を減らし、髪の毛を増やし、そしてきれいにする

IGF−1は、髪の毛を作る装置である、毛根の毛乳頭という組織の細胞(毛乳頭細胞)で作られ髪の毛の元になる毛母細胞を増やします。

IGF−1の受容体は、IGF−1を作る毛乳頭細胞そのもの、及び毛母細胞に発現し、これらの細胞にIGF−1が作用すると細胞の働きがよくなります。

髪の毛の寿命は、３～６年です。

この期間は、髪の毛が伸びる成長期（２～６年、頭髪の約90パーセントがこの時期にある）、髪の毛が成長を止める退行期（２～３週間、頭髪の約３パーセント）、そして毛乳頭が、髪の毛の根元から離れていってしまう休止期（約１００日、頭髪の10～15パーセント）からなっています。

休止期から成長期に移る間に、新しい毛が作られ始めますが、この時期になると、古い毛が抜けていきます。

**脱毛症では、その種類によりメカニズムは異なりますが、髪の毛の成長期が短縮し、休止期や退行期が長くなるので、毛が抜けやすく、また生えにくくなり、結果として薄毛になります。**

**ＩＧＦ－１は、髪の毛の成長期を延長し、退行期や休止期を短縮させることで、髪の毛を増やしていきます。**

**また、ＩＧＦ－１は、髪の毛のコシやツヤを改善する作用、すなわち髪の毛の質を改善する作用も持っています。**

**したがって、脱毛症の改善には、頭皮でＩＧＦ－１を増やす必要があります。**

## 2 免疫調整作用

### ●ＩＧＦ-1は、免疫力を高める

未治療のラロン症候群患者さんでは、白血球数は正常ですが、リンパ球数は減少していることから、**ＩＧＦ－１が、リンパ球を増やし、免疫力を高める可能性**が示されています。

**ＩＧＦ－１は、がん細胞やウイルス感染細胞を傷害する、細胞傷害性Ｔ細胞やナチュラルキラー細胞を活性化すること**が知られています。

ナチュラルキラー細胞は、思春期にその数が最高になり、その後、加齢とともに減少します。

これはＩＧＦ－１濃度の変化ときわめて類似した変化で、人の加齢に伴う免疫力の低下は、ＩＧＦ－１産生の低下と密接な関連があることが示唆されています。

こういったことから、ＩＧＦ－１は免疫力を高める作用を有していることがわかります。

## ●IGF-1は、免疫機能を正常化する

免疫反応とは、本来は、異物を排除するために起こる一連の過程を指します。

しかし、免疫反応が暴走すると、アレルギーや自分の体を傷つける自己免疫疾患が起こります。

こういった免疫系の暴走を止める役割を担うのが、免疫系の一部を構成する「制御性T細胞」というリンパ球です。

**IGF-1は、制御性T細胞を活性化することが知られています。**

**この作用により、IGF-1は、アトピー性皮膚炎や円形脱毛症などの自己免疫疾患を改善する**と考えられます。

# 3 筋肉や骨の発達とその機能の維持

IGF-1は、筋肉量を増やし、骨を再生し、骨密度を上げることがわかっています。

## 4 肌の老化防止作用

ラロン症候群の患者さんでは、皮膚が薄く、シワなど加齢に伴うさまざまな症候が若年から認められます。

こういったことから、**IGF－1が肌の老化防止作用を持っていること**がわかります。

## 5 目の網膜の血管形成、さらに視力の維持

ラロン症候群の患者さんの網膜の血管は、健常人に比べて明らかに枝分かれが少なく、多くの若い患者さんは近視で、眼鏡を必要とします。

すなわち、**IGF－1は、網膜などの血管形成、さらに視力の維持に重要**です。

## 6 歯牙の成長やその維持

ラロン症候群の患者さんは、歯が生え始める時期も遅く、なかなか生えそろわず、**ＩＧＦ－１は、歯牙の成長にも重要である**ことがわかります。

## 7 心機能の発達とその維持

ラロン症候群の患者さんは、心臓が小さく、心筋の厚さは薄く、働きも悪いことが知られており、これらの所見は、**ＩＧＦ－１が、心機能の発達に重要である**ことを示唆します。

## 8 神経系の発達や機能維持

ＩＧＦ－１は、体や神経系の成長、及び機能維持のみならず、**知能の発達にも重要な役割**を演じます。

## 9 糖代謝の正常化

ラロン症候群の患者さんは、幼児期に、すでに糖尿病の前段階であるインスリンが働きにくい状態、すなわちインスリン抵抗性の状態になり、この状態は、さらに加齢や肥満に伴い顕著になっていきます。

このインスリン抵抗性では、結果として、すい臓のインスリン分泌細胞であるβ細胞の疲弊により、インスリン分泌が低下し、耐糖能異常が発現し、結果的に、糖尿病の発症に至ります。

これらの事実は、**IGF－1は、糖代謝を正常に維持するうえで、きわめて重要な役割を演じていること**を示しています。

## 10 脂質代謝の改善

**IGF－1には、悪玉コレステロールを含む、LDLという血液中のタンパク質の筋肉**

**への取り込みを促進して、高脂血症を改善する作用**があります。

血中のコレステロール値が高いと、現代の医療では、コレステロールの合成を抑えるスタチンという薬を使います。

コレステロールは、細胞膜などの形成に必要で、スタチンによるコレステロールの合成阻害では、さまざまな副作用が出ることが知られています。

**ＩＧＦ－１を増やして、血中のコレステロール値を低下させることが、もっとも生理的で安全**です。

## 11 生殖機能の発達

ラロン症候群の患者さんの性器や性腺は未発達で、思春期の到来は男の子では特に遅れ、**ＩＧＦ－１は、生殖機能の発達に重要である**ことがわかります。

## 12 肥満の防止

ラロン症候群の患者さんは小食ですが、肥満であり、その程度は成長するにつれてますます顕著になります。このことから、**ＩＧＦ－１は、肥満防止に不可欠である**と考えられます。

## 13 良好な睡眠の維持

成人のラロン症候群の患者さんには、例外なく睡眠障害が認められます。狭い咽頭腔と肥満のために、睡眠時無呼吸症候群も認められます。これらの事実から、**ＩＧＦ－１は、正常な睡眠を得るのにきわめて重要**であることがわかります。

## 14 抗うつ作用

成人で発症した、ＩＧＦ－１が低下する成長ホルモン欠損症の61パーセントに、非定型的なうつ症状が認められ、成長ホルモン補充により、ＩＧＦ－１産生が増加した症例でのみ、うつ症状の改善が認められています。

**ＩＧＦ－１は、脳の記憶の中枢である海馬の神経細胞を再生させますが、これにより、抗うつ作用が発現すること**も知られています。

これらの事実を考え合せると、**ＩＧＦ－１は、人で抗うつ作用を発揮する**ものと思われます。

## 15 認知機能の改善

ＩＧＦ－１は、海馬という記憶力の中枢にある組織の神経細胞を活性化して、**認知機能を高める**ことが知られています。

## 16 抗酸化作用

ストレスなどで、自律神経の中の、交感神経の緊張が強くなると、血管が収縮して、組織の血流が悪くなります。

その後、血流を上げるために、血管を拡張させる副交感神経の働きが強くなります。このとき、組織に血液が急に流れ込むと、そこで活性酸素が発生し、血管を傷つけます。大量の活性酸素は、いろいろな病気や老化の促進に重要な役割を演じることが知られています。

**ＩＧＦ－１は、活性酸素を消去するスーパーオキサイドディスムターゼ（ＳＯＤ）などの酵素を増やして、体の中で抗酸化作用を発揮します。**

**このように、ＩＧＦ－１は、心身の成長作用に加えて、育毛効果、及び免疫調整作用、さらに、健康の維持や適切な老化に重要な、多くの作用を持っていることがわかります。**

## 血液学研究で偶然に、ＩＧＦ－１を安全に増やす方法が見つかった！

### ◎ＩＧＦ-１そのものや、ＩＧＦ-１を増やす成長ホルモンの投与では、副作用が見られる

前述のように、ＩＧＦ－１は、多くの重要な健康効果や老化制御作用を有するので、人

にIGF－1を直接投与したり、また、IGF－1を増やす成長ホルモンを投与したりして、その効果を得ようとする試みがこれまでに多く行われてきました。

人にIGF－1を投与してその効果を得るためには、血液中にあるIGF－1結合タンパク質による阻害作用を免れなければなりません。

そのためには、大量のIGF－1を静脈内投与する必要があり、**大量のIGF－1の直接投与では、低血糖、低血圧、及び不整脈などの副作用が見られます。**

大人に成長ホルモンを注射して、IGF－1を増やそうとする試みも数多く行われました。

しかし、思春期の子どもと違って、骨や筋肉に伸びしろのない大人では、**成長ホルモン注射で、IGF－1は増えますが、筋肉痛や関節痛が起こり、さらに糖尿病の悪化などの副作用も見られました。**

このように、**IGF－1の直接投与に加えて、成長ホルモンの注射も、安全にIGF－1の効果を発現させる方法にはなりません**でした。

## ◎地道な血液学研究の過程で、知覚神経を刺激すれば、IGF-1が増えることが判明

これまでにも述べてきたように、**ＩＧＦ－１には、多くの好ましい生物学的作用があるにもかかわらず、それらを副作用なく増やす方法は見つかっていませんでした。**

安全にＩＧＦ－１を増やす方法は、ＩＧＦ－１や育毛の研究とは、まったく関係のない領域の研究過程で見つかりました。

私は、もともと育毛やＩＧＦ－１の研究は行っておらず、血液学の研究に従事していました。

研究を行っていた分野というのは、血液が固まるメカニズムを研究する血液凝固学という血液学の中でも比較的地味な分野でした。

血液が固まるのを抑えて血栓ができるのを防ぐ物質に「アンチトロンビン」というタンパク質があります。

「アンチトロンビン」は、血液が固まるのを防ぐだけでなく、組織の血流を増やす作用もありましたが、そのメカニズムはわかっていませんでした。

私は、１９９０年から15年間、このメカニズムを研究し、予想もしない結果に出くわしました。

それは、**「アンチトロンビン」が、直接血管に作用して血流を増やすのではなく、痛み**

**や熱さを感じる知覚神経を刺激して、ＩＧＦ－１を増やすことによって、結果として血流を増やすという事実**でした。

この結果は、「アンチトロンビン」に限らず、他の物質によっても、**知覚神経を刺激すれば、ＩＧＦ－１が増えるという可能性**も示していたのです。

知覚神経を刺激する代表的な物質は、唐辛子の辛味成分である「カプサイシン」です。

したがって、**カプサイシンを摂取すると、ＩＧＦ－１が増えるのではないか**と考えました。

## ◉唐辛子カプサイシンで、ＩＧＦ-１が増える！

唐辛子の中でも、特に辛い青唐辛子を食べると、口の中が熱くなり、また、痛みさえ感じるのは、カプサイシンが口の中の知覚神経を強く刺激するからです。

しかし、**辛い唐辛子を食べて、口の中が爆発するように、熱く、また痛くても、口の中がただれることはありません。**

**これらの症状は、ただの知覚神経刺激によるだけのもの**だからです。

知覚神経を刺激すると、ＩＧＦ－１が増えるかどうかを確認するために、マウスに**カプ**

**サイシンを投与すると、確かに、血液中や全身の組織のＩＧＦ－１が増えました。**

カプサイシンは、知覚神経にあるカプサイシンの受容体を活性化して、その刺激作用を発揮します。

その結果、知覚神経から放出される「サブスタンスＰ」という物質が痛みの感覚を引き起こします。

## ●大豆イソフラボンは、カプサイシンのＩＧＦ-１増加作用を促進

さらに、研究を進めると、**大豆に含まれるイソフラボンが、カプサイシンによる知覚神経刺激効果を高めること**も判明しました。

そこで、カプサイシンとイソフラボンの組み合わせが、相乗的にＩＧＦ－１を増やすかどうかを、まず動物実験で確かめてみました。

その結果、カプサイシンとイソフラボンは、それぞれマウスの知覚神経を刺激して、組織や血中のＩＧＦ－１を増やしましたが、**カプサイシンとイソフラボンの両方を投与すると、それぞれの単独投与の場合に比べて、血液中や全身の組織のＩＧＦ－１濃度が、より高くなること**も判明しました。

## ◎カプサイシンとイソフラボンによる局所の知覚神経刺激が全身に伝達されるメカニズム

カプサイシンとイソフラボンを食べさせると、胃腸のIGF－1だけでなく、全身の組織のIGF－1も増加します。

確かに、唐辛子を食べると、全身で汗をかき、その刺激が、胃腸から全身に伝わっていることが感じられます。

それでは、**カプサイシンとイソフラボンは、どのようにして、胃腸の局所の知覚神経刺激情報を、全身に伝えているの**でしょうか？

知覚神経刺激を介した、IGF－1増加のメカニズムを、もう少し詳しく解説します。

カプサイシンにより、知覚神経が刺激されると、神経の末端から、カルシトニン遺伝子関連ペプチド（CGRP）という物質が放出されます。

このCGRPは、近くの血管の内腔をおおう血管内皮細胞に作用して、「プロスタグランジン」という物質を増やします。

プロスタグランジンは、知覚神経を刺激する作用を持っているので、増えたプロスタグランジンは、さらに知覚神経を刺激して、CGRPの放出を増加させます。

こうして放出された**CGRPは、刺激された組織でIGF－1を作らせるほか、神経系**

**のネットワークを介して、頭皮を含む体のすべての組織に刺激情報を伝達する**役割を持っています。

イソフラボンは、知覚神経組織のCGRP濃度を高める作用があるため、カプサイシンによって、知覚神経からCGRPが放出されても、CGRPが枯渇することはないのです。

このように、**カプサイシンとイソフラボンの経口摂取で、それらによる胃腸の知覚神経刺激が全身へと伝達され、結果として、頭皮も含めて、全身のIGF－1が増えること**が判明しました。

## カプサイシンとイソフラボンの投与で、IGF－1が増えて、育毛効果が発現する!

カプサイシンとイソフラボンの組み合わせが、相乗的にマウスのIGF－1を増やすことがわかったので、次に、この二つの物質の投与で、育毛効果が発現するかどうかを検討してみました。

## ●カプサイシンとイソフラボンによるIGF-1増加と育毛効果をマウスで証明

まず、マウスを用いた動物実験で、カプサイシンとイソフラボンの育毛効果を確かめてみました。

その結果、カプサイシンとイソフラボンは、それぞれの単独投与でも、マウスの知覚神経を刺激して、毛根のIGF－1を増やし、育毛を促進する作用があることがわかりました。

しかし、**カプサイシンとイソフラボンの両方を投与すると、それぞれの単独投与の場合に比べて、育毛のスピードと毛根のIGF－1濃度が、さらに高くなること**も判明しました。

## ●解熱鎮痛剤は、カプサイシンとイソフラボンによるIGF-1増加を阻害

前述のように、**カプサイシンとイソフラボン投与による、全身のIGF－1の増加の過程では、血管で作られるプロスタグランジンの作用が重要**です。

プロスタグランジンは、痛みや発熱を起こすので、**プロスタグランジン生成を阻害するインドメタシンという薬は、ふだん臨床の現場では痛み止めや解熱剤（解熱鎮痛剤）とし**

**て用いられます。**

**インドメタシンをマウスに投与すると、カプサイシンによるＩＧＦ－１の増加が完全に抑制され、組織のＩＧＦ－１濃度は正常未満に減少してしまうこと**が判明しました。

この事実は、**解熱鎮痛剤の服用は、ＩＧＦ－１を減少させて、脱毛を引き起こす可能性**を示しています。

解熱鎮痛剤は、病院で処方されたり、ドラッグストアで売られたりしている多くの風邪薬に配合されており、**風邪薬を飲むとＩＧＦ－１が低下し、脱毛する可能性があります。**

また、**解熱鎮痛剤の常用で、免疫力が低下したり、自己免疫疾患が発症する可能性も十分考えられます**（詳細は、第９章参照）。

## ◎人でもカプサイシンとイソフラボンによるＩＧＦ－１増加と育毛効果を確認

実際に、カプサイシンとイソフラボンが、人でもＩＧＦ－１を増やして、育毛効果を発現させるかどうかを検討してみました。

**カプサイシンとイソフラボンを、長年、皮膚科の治療が無効で悩んでいた円形脱毛症の重症型の全頭脱毛の男性に飲んでもらいました。**

**そうすると、摂取後3週間で部分的に産毛が生え始め、その後、服用7カ月後には広い範囲で毛が生えてきたこと**が確認されました。

動物実験のみならず、人でも、カプサイシンとイソフラボンの育毛効果があらわれる可能性が得られたので、さらに多くの症例で、カプサイシンとイソフラボンの育毛効果を調べてみました。

**この目的のために、男性型脱毛症、女性型脱毛症、そして円形脱毛症などで悩む男女31人に、カプサイシンとイソフラボンをサプリメントの形で、5カ月間摂取してもらい育毛効果を調べてみました。**

**結果、31人中20人（64・5パーセント）に育毛効果が認められ、血液中のIGF－1濃度も、偽薬投与群と比べて有意に増加していました。**

このように、**カプサイシンとイソフラボンで知覚神経を刺激すれば、頭皮を含む体の組織でIGF－1が増え、育毛効果があらわれること**がわかってきたのです。

第　2　章

# 知覚神経刺激による
# ＩＧＦ－１増加は
# 〝治癒力〟と
# 〝育毛力〟の本態！

## 病気やケガを治す力は〝治癒力〟、そして薄毛を治す力は〝育毛力〟

**人を含めて生物は、病気やケガから自ら治ろうとする力、つまり、「治癒力」を持っています。**

風邪がはやっている時期、風邪をひいても軽くすむ人と長引く人がいるように、また、転んで膝をすりむいても、傷が早く治る人となかなか治らない人がいるように、病気や傷の治り方の速さは、人それぞれで違います。

**これらの病気やケガの治り方の違い、つまり、治癒のスピードの違いは、それぞれの持つ治る力、つまり治癒力の差**によります。

**脱毛症で考えれば、治癒力は髪の毛を〝生やす力〟、つまり「育毛力」と言える**でしょう。

では、いったい治癒力や育毛力とはどういうものなのでしょうか？

### ●病気やケガでは、知覚神経が刺激され、IGF-1が増加する！

生物は、常に変化する環境の中で、大小のストレスにさらされて生きています。

これまで述べたように、ＩＧＦ－１は、心身の成長促進作用に加えて、多くの病気を改善する作用を持っています。

また、**環境変化に伴うストレス、すなわち病気の原因となりうる出来事が人に作用すると、それは知覚神経によって察知されます。**

このことは、ケガをすれば痛い、やけどをすれば熱い、そしてまた細菌やウイルスに感染すれば発熱し、さらに全身の筋肉痛や局所の痛みもあらわれることを考えればおわかりになるでしょう。

著者は、知覚神経を刺激すれば、ＩＧＦ－１が増えるということを発見しました。

この事実は、**人が病気になった場合、またケガをした場合、知覚神経が刺激され、痛みや発熱が認められますが、同時にＩＧＦ－１が体内で増加し、ＩＧＦ－１は、病気やケガによって起こるさまざまな組織の障害を軽減する作用、すなわち、治癒力を発揮していることを**意味しているのです。

同様に、**薄毛では、ＩＧＦ－１を増加させることは育毛力を高めること**になります。

**円形脱毛症の患者さんが、脱毛の起こりかけのときに、頭皮に強いかゆみを感じること**

**があるのも、この時期に育毛力が作動している**からなのです。

## ●知覚神経刺激でIGF-1が増えることは、ストレスに対して、体の状態を一定に保つためのしくみ

いろいろな環境の変化（ストレス）に対応し、人の心身の状態を一定の状態に保つことを「生体の恒常性を維持する」と言います。

これまでにお伝えしたように、いろいろな環境の変化に対応し、知覚神経が刺激されIGF-1が増加しますが、増えたIGF-1は、生体の恒常性維持に重要な役割を演じているのです。

実際に、**IGF-1を作ることができないマウスは、成長が遅いばかりか、小さなストレスで死んでしまうこと**もわかっています。

**このように、IGF-1の作用は、病気やケガに対する〝治癒力〟の本態であり、病気というところを脱毛症に置き換えて考えると、IGF-1は、〝育毛力〟の本態でもあると言えます。**

## カプサイシンとイソフラボンを基本にした治療で、これまで治らなかった脱毛症が改善

一般に、よく見られる脱毛症には、男性の頭頂部やおでこの上の生え際で脱毛する男性型脱毛症、髪の毛全体が細くなり、コシやツヤがなくなり、地肌が透けて見える女性型脱毛症、そして、自己免疫疾患という、現代医療では治せない病気の一つである円形脱毛症があります。

前述のように、**男性型脱毛症では、その治療薬があるにもかかわらず効果は不十分であり、また、女性型脱毛症や重症の円形脱毛症では効果のある治療法はありませんでした。**

しかし、カプサイシンとイソフラボンなどのＩＧＦ－１を増やすサプリメントに加えて、男性型脱毛症では、プロペシアやアボルブなどの治療薬の併用で、そして、女性型脱毛症では、やはり、ＩＧＦ－１を増やすタキシフォリンというサプリメントの併用で、著明な改善が見られました。重症の円形脱毛症では、これらのサプリメントだけでも改善しますが、後述するセファランチンという生薬の併用で、さらに、速やかで著明な改善が得られ

ることもわかってきました。以下に、**男性型脱毛症、女性型脱毛症、そして重症の円形脱毛症の順に、ＩＧＦ－１を増やす治療が、これまでの治療よりも明らかに高い効果をもたらすこと**をご紹介します。

# カプサイシンとイソフラボン、そして男性型脱毛症治療薬の併用の特徴は、効果発現の速さと大きさ

## ◉男性型脱毛症の原因は、脱毛ホルモンによるIGF-1の減少だった

男性型脱毛症は、日本人男性の４人に１人で認められ、また、80歳までに、男性の８割が発症すると言われており、**男性の母方の祖父が薄毛（男性型脱毛症）である場合には、その男性に遺伝**します。

**男性型脱毛症は、男性ホルモンが体内で変化した「ジヒドロテストステロン」（ＤＨＴ）という、いわゆる脱毛ホルモンによって引き起こされ、ＤＨＴに対する毛根の感受性（つまり、脱毛の起こりやすさ）が、遺伝する**と言われています。

男性型脱毛症の治療薬である「フィナステリド」（商品名は「プロペシア」）や「デュタ

ステリド」（商品名は「アボルブ」）という薬は、ＤＨＴの生成を抑えます。

ＤＨＴがどのようにして脱毛を起こすのかは、よくわかっていませんでしたが、私の研究で、**ＤＨＴは知覚神経の働きを抑えることでＩＧＦ－１を減らし、それが脱毛の原因である可能性が判明しました。**

## **●これまでの男性型脱毛症の治療薬の効果は、進行を止める程度**

前述のように、「プロペシア」などの薬剤は、ＤＨＴができるのを抑制するので、これらの薬は、ＤＨＴによるＩＧＦ－１の低下を防ぐだけの効果しか持たないことになります。

したがって、**男性型脱毛症の治療薬は、低下したＩＧＦ－１濃度を正常に近づけることで脱毛症を改善させると考えられますが、ＩＧＦ－１の濃度を正常以上には増やさないので、理論的には、これらの薬は脱毛症の進行を止める程度の効果しか期待できない**ことになります。

しかし、**カプサイシンとイソフラボン投与はＩＧＦ－１を増やすので、プロペシアなどよりも、より高い治療効果を発揮しうること**になります。

## ◉カプサイシンとイソフラボンは、男性型脱毛症の治療薬よりも高い効果を発揮する

これまでに述べたことをふまえて、カプサイシンとイソフラボンの男性型脱毛症における治療効果と、プロペシアの治療効果を比較してみました。

男性型脱毛症12人に、カプサイシンとイソフラボンを摂取してもらうと、5カ月後、その12人の75パーセントに育毛効果が認められました。

男性型脱毛症139人が、プロペシアを1年間服用した場合、その育毛効果は、58パーセントに認められることが報告されており、**カプサイシンとイソフラボンのほうが、プロペシア単独に比べて、男性型脱毛症に対しては、より高い治療効果を発揮すること**が示唆されました。

## ◉カプサイシンとイソフラボンに男性型脱毛症の治療薬を併用すれば、さらに治療効果は高くなる

カプサイシンとイソフラボンは、IGF－1を増やし、育毛効果を発揮しますから、プロペシアなどのIGF－1の減少を抑制し、脱毛症の進行を止める薬にカプサイシンとイソフラボンを併用すれば、それぞれを使用した場合よりも、高い治療効果が期待できると

**写真1　20代、男性、男性型脱毛症**

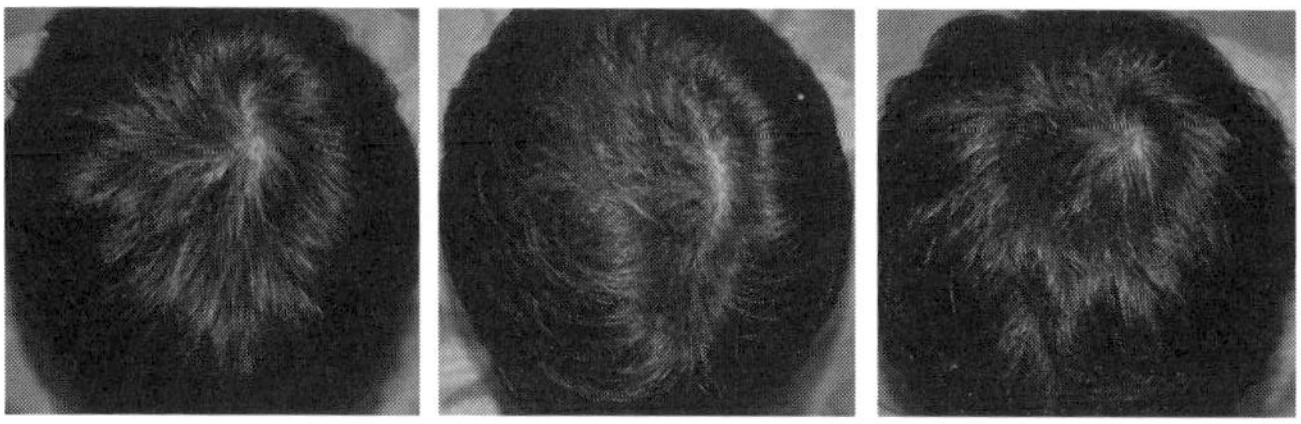

治療前　　治療５カ月後　　他院で治療を受けて２カ月後（プロペシアのみ）

考えられます。

**プロペシア単独では、治療1年後で男性型脱毛症の58パーセントの症例に効果があったことが報告されていますが、プロペシアにカプサイシンとイソフラボンを併用すると、治療6カ月後には、その90パーセント以上の症例に効果が見られました。**

### ●カプサイシンとイソフラボンを中心とした治療から、プロペシアだけの治療に変更して悪化

写真1は、カプサイシンとイソフラボン、及び男性型脱毛症治療薬「アボルブ」で治療をしていた20代男性の頭部です。

治療後5カ月で、頭頂部の薄毛は明らかに

改善していますが、他のクリニックでカプサイシンとイソフラボンの摂取を中止し、「プロペシア」のみの治療を2カ月間受けたところ、明らかに頭頂部の薄毛は悪化していることがわかります。

このように、男性型脱毛症の治療薬だけではなく、これらの薬剤に、カプサイシンとイソフラボンを併用したＩＧＦ－１を増やす治療のほうが明らかに効果は高いと言えます。**知覚神経刺激によるＩＧＦ－１増加を介した育毛効果の特徴は、その発現スピードの速さと大きさです。**

## ●治療2カ月で明らかな改善

次ページ写真2は、カプサイシンとイソフラボン、及びアボルブで治療した男性型脱毛症の40代男性の頭部です。

**わずか2カ月の治療で、前頭部の薄毛が改善している**ことがわかります。

これは、ＩＧＦ－１の作用により、産毛が増える前に、細くなってコシがなくなっていた毛が太くなり、コシが出たための変化です。

言いかえれば、**ＩＧＦ－１が増えれば、まず毛質がよくなり、次に毛が増えてくること**

**写真２　40代、男性、男性型脱毛症**

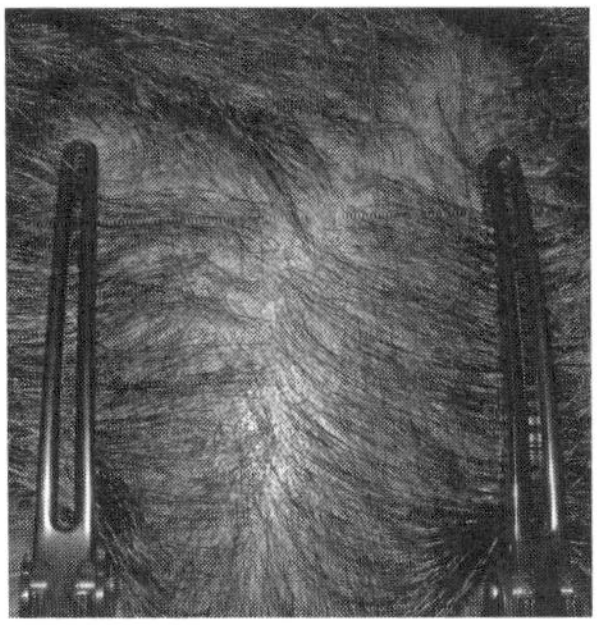

治療前

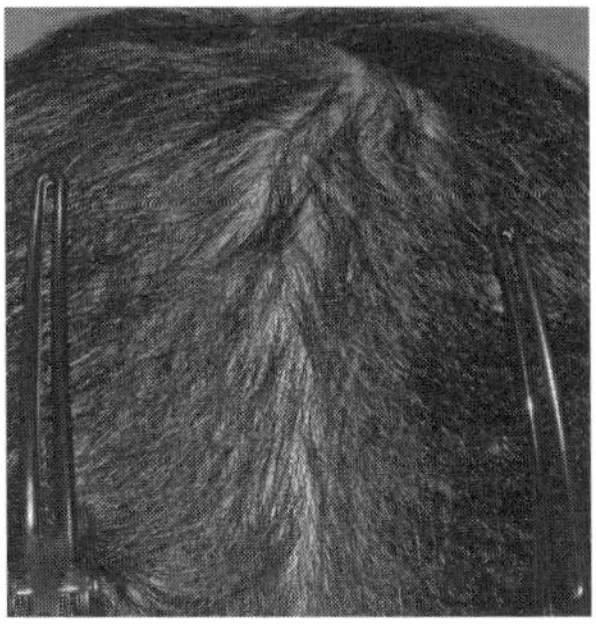

治療２カ月後

**写真３　40代、男性、男性型脱毛症**

治療前

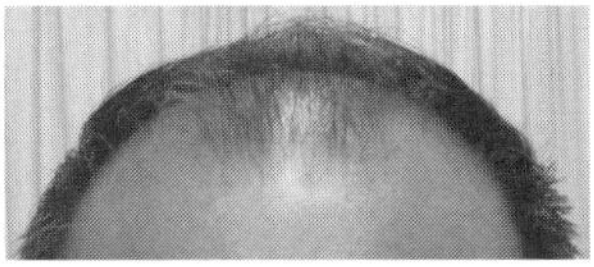

治療１年後

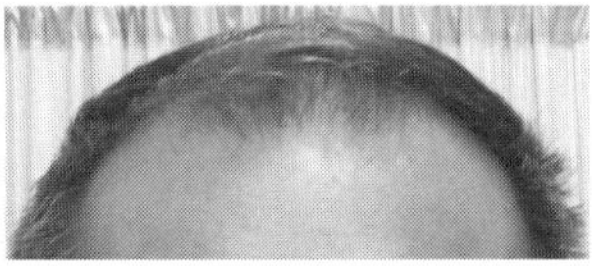

治療２年後

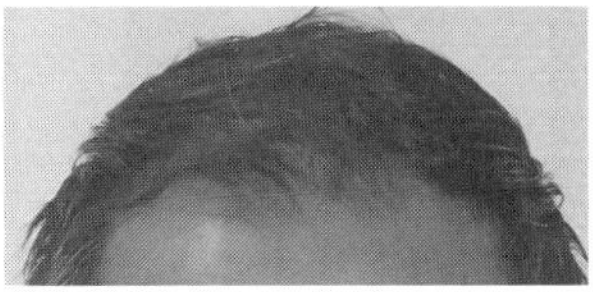

になります。

**◎治療2年で、別人の頭のように**

前ページ写真3は、比較的長期間、カプサイシンとイソフラボン、そしてアボルブで治療された、男性型脱毛症の40代男性の頭部です。

治療1年後には、治療前に比べて、明らかに髪が増え、治療2年後には、髪がさらに増え、治療前とは別人のような外見になっていることがわかります。

## 女性ホルモンの働きが悪くなって起こる女性型脱毛症もカプサイシンとイソフラボンで改善！

女性型脱毛症は、主に中年以降の女性に多く見られ、全体の毛髪量が減るほか毛が細くなり、またコシやツヤがなくなり、特に頭頂部を中心に薄毛が目立ってきます。

女性型脱毛症の原因は、主に加齢に伴う女性ホルモンの減少です。

**女性ホルモンであるエストロゲンは、知覚神経から神経成長因子という物質の放出をう**

ながすことで、ＩＧＦ－１を増やします。

**加齢とともに、卵巣からの女性ホルモンの分泌が落ちてくると、ＩＧＦ－１が減少し、女性型脱毛症が起こってきます。**

女性の体内では、少量の男性ホルモンが作られています。

女性ホルモンには、男性ホルモンの作用を抑える働きがあるので、女性ホルモンが減少すると、女性の体内で男性ホルモンの作用が強くなり、前述の男性ホルモンに由来する脱毛ホルモンに感受性の高い女性では、男性型脱毛症と同じ頭頂部を中心に薄毛が発現してくるのです。

最近は、20代の女性でも、女性型脱毛症を起こすことが多くなりました。

これは、**卵巣の機能は保たれていても、ストレスや生活習慣などにより、女性ホルモンの分泌を調節する脳下垂体からのホルモンの分泌リズムが乱れることにより、正常な女性ホルモンの分泌が起こらなくなるため**と考えられます。

## ●女性型脱毛症には治療薬がなかった

前述のように、「プロペシア」などの男性型脱毛症の治療薬は、多くの医療機関で処方されるようになりました。

しかし、**これらの男性型脱毛症の治療薬は女性には使用できず、また効果もないことから現在、女性型脱毛症には治療薬がありません。**

現在、多くの街中の育毛クリニックでは、女性型脱毛症の治療に「ミノキシジル」という薬を使います。

しかし、後述するように、この薬は十分な効果がないばかりか、副作用が多く、とても、安心して使用できる薬剤ではありません。

**◎カプサイシンとイソフラボンで、これまで治らなかった女性型脱毛症が改善**

これまで述べたように、ＩＧＦ－１を増やす作用を持つ女性ホルモンの働きが低下すると、女性型脱毛症が起こります。

したがって、**女性ホルモンを投与しなくても、カプサイシンやイソフラボンなどのＩＧＦ－１を増やすサプリメントの投与で、女性型脱毛症は改善する**はずです。

**◎まず、髪の毛が太くなり、髪質が改善！　80代後半の女性でも、治療4カ月で効果**

**写真４　40代、女性、女性型脱毛症**

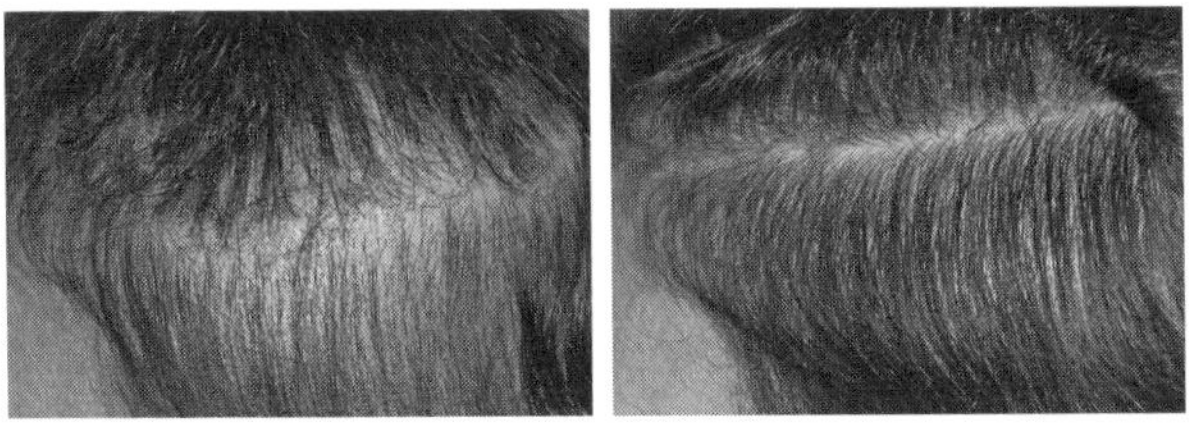

治療前　　治療６カ月後

写真４は、長年、薄毛に悩んでいた、40代女性の頭部です。カプサイシンとイソフラボンを摂取してもらうと、治療6カ月後には、側頭部の薄毛が改善していることがわかります。

次ページ写真5は、著者のクリニックで治療した患者さんのうちの、最高齢（当時87歳）の女性の頭部です。

やはり、頭頂部の薄毛が気になって来院されました。

カプサイシンとイソフラボンの摂取後４カ月で、明らかな改善が見られています。

ＩＧＦ−１は、前述のように、皮膚の抗老化作用も持っており、この女性は、治療後、その妹さんから、顔が「若くなった」と言われたそうです。

**写真5　80代、女性、女性型脱毛症**

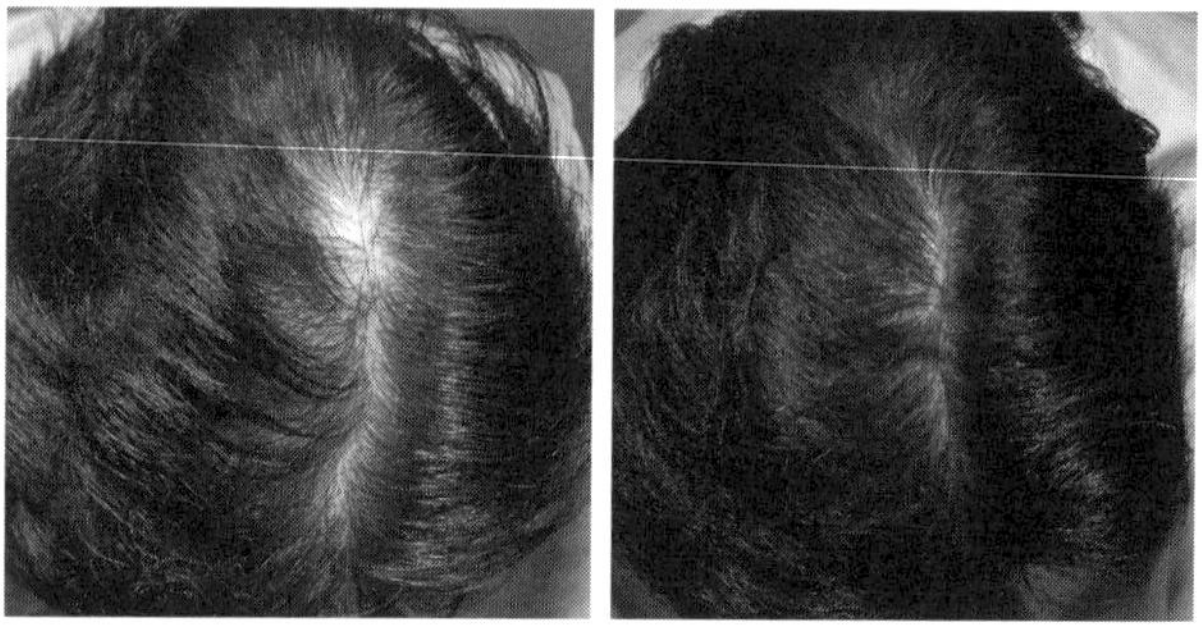

治療前　　治療4カ月後

## ◎カプサイシンとイソフラボンに、「タキシフォリン」を加えると、さらに高い効果

**女性型脱毛症の治療には、カプサイシンとイソフラボンに加えて、シベリアカラマツから抽出された「タキシフォリン」という物質を併用すると効果が高くなります。**

**タキシフォリンも、培養肝細胞の一種において、IGF－1を増やす**ことがわかっています。

この物質の詳細は、拙著『IGF－1と血流を増やせば、髪はみるみる生えてくる』（平原社刊）をごらんください。

次ページ写真6は、長い年月、頭頂部の薄毛に悩んでた60代女性の頭部です。

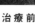

**写真６　60代、女性、女性型脱毛症**

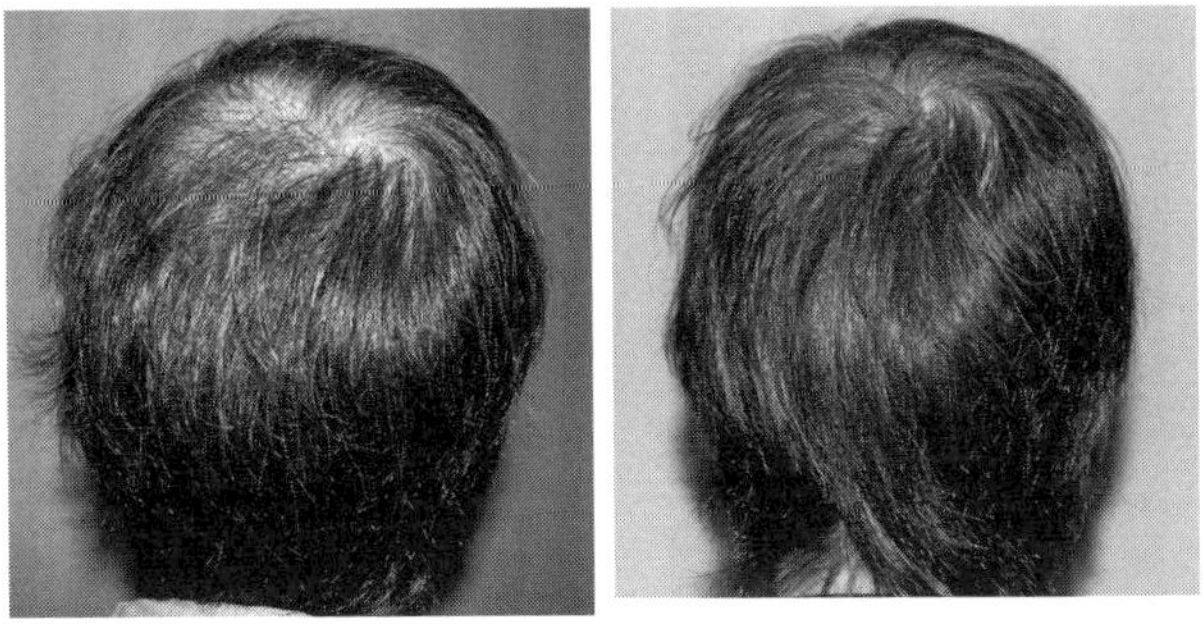

治療前　　治療25日後

前述のように、ＩＧＦ－１を増やす治療では、まず治療開始後すぐに毛質がよくなります。この女性の場合も、**カプサイシン、イソフラボン、そしてタキシフォリンの摂取の25日後には、もう、毛が太くなって、薄毛が改善していること**がわかります。

## ●女性型脱毛症の治療に使われていたミノキシジルには、めまい、むくみ、そしてムダ毛の増加などの副作用がある

多くの薄毛治療クリニックでは、女性型脱毛症の治療に「ミノキシジル」という薬を使います。これは、本来、降圧剤として開発されたのですが、偶然、体毛などが増えるという効果が見つかり、現在は、外用の育毛剤

**写真7　ミノキシジルを服用した50代女性**

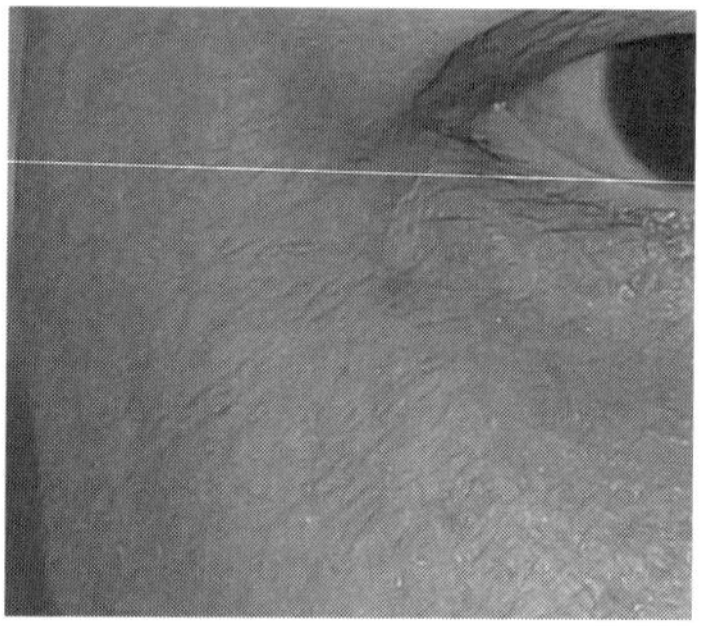

治療前

（商品名：リアップ）としても発売されています。

この薬は、末梢の血管を拡張する作用があり、そのために降圧作用を発揮します。しかし、**ミノキシジルの末梢組織での血管拡張作用は、脳や心臓での血管拡張作用よりも強いようで、そのために血液が末梢にプールされ、脳や心臓の虚血が起こり、めまいや虚血性心疾患などの副作用が起こります。**

そして、**ミノキシジルは頭髪よりも、体毛を目立って増やすこと**が知られています。

写真7は、他のクリニックで、ミノキシジルの投与を受けていた50代の女性の顔の一部ですが、**普通では、見られないような顔の産**

**写真８　40代、女性、女性型脱毛症**

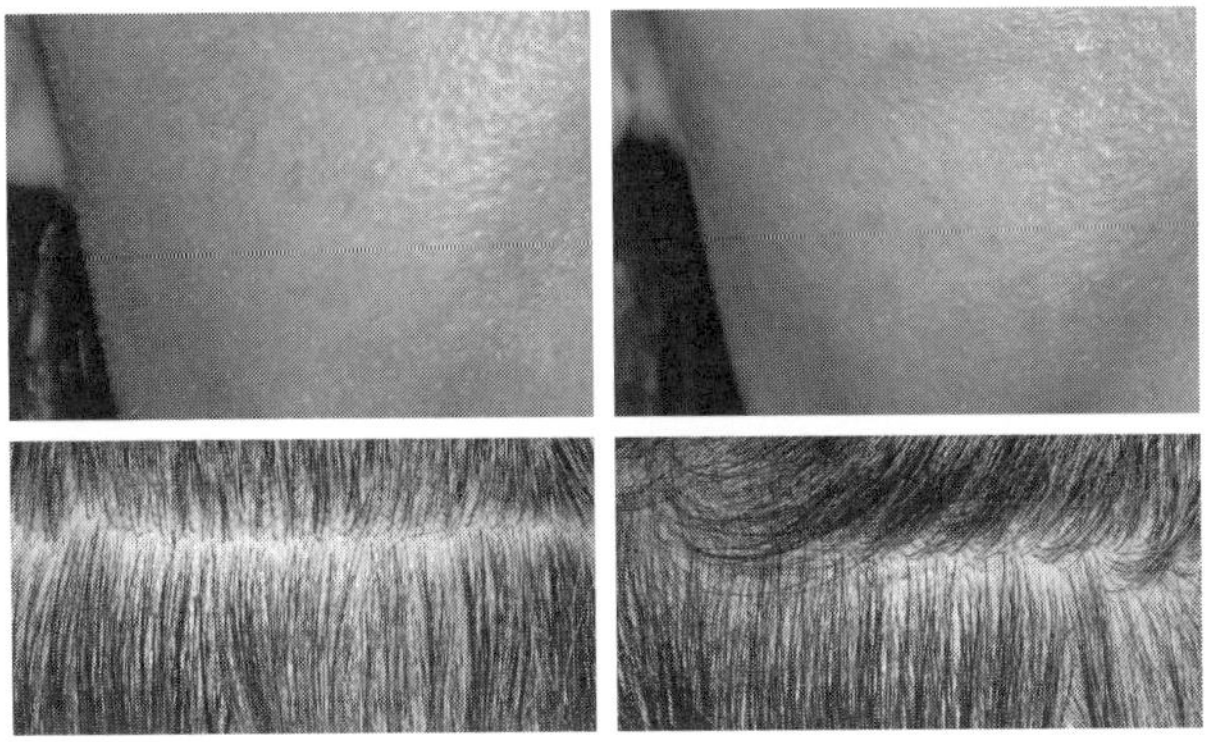

治療前　　治療１カ月後

**毛の増加**が見られます。

ミノキシジルが、体毛は増やすけれども、肝心の薄毛を改善できない理由は、この物質の育毛効果が弱く、そのために、**ミノキシジルは頭皮以外の正常な皮膚では育毛効果を発揮し、体毛を増やすのですが、薄毛になっている傷んだ頭皮では、育毛効果を発揮するほどの力はない**ということです。

写真8は、ミノキシジルを服用していて、顔のムダ毛ばかりが増えて、薄毛は改善されなかった40代女性の頭部です。ＩＧＦ－１を増やす治療を受ける前は、顔に多くのムダ毛があり、頭髪も細く、地肌が透けて見えます

（前ページ写真8、治療前）。

ミノキシジルを中止して、カプサイシン、イソフラボン、そしてタキシフォリンを服用すると、その1カ月後に、顔のムダ毛が減って、頭髪は太くなり、地肌の露出が減っています（前ページ写真8、治療1カ月後）。

カプサイシンとイソフラボンはIGF－1を増やしますが、顔のムダ毛は増やしません。これは、**カプサイシンとイソフラボンなどのサプリメントが、知覚神経が敏感になっている薄毛の部分でのみ、IGF－1を増やす**からです。

言いかえれば、**育毛力が発揮されやすくなっている薄毛の部分で、IGF－1は増えやすくなっているため**と考えられます。

## 皮膚科治療ではほとんど治らない重症円形脱毛症がカプサイシンとイソフラボンで改善！

円形脱毛症は、文字通り、コイン型の円形の脱毛斑が1カ所、または多数発現する脱毛症です。この脱毛斑が、融合して大きくなり、重症になるとすべての髪の毛を失ってしまう全頭脱毛や、また全身の体毛までも抜けてしまう汎発性脱毛に至る場合もあります。

円形脱毛症は、一つしかできない場合（単発性）は自然治癒もありますが、**複数の脱毛斑が認められる多発型の場合は、これまでの皮膚科治療ではほとんど治りません。**

**その現状を反映するかのように、日本皮膚科学会が作成している円形脱毛症の診療ガイドラインの中には、かつらの着用がすすめられています。**

**これは、診療ガイドラインに沿った治療では効果がないということを示しているような**ものです。

## ◉円形脱毛症は、自己免疫疾患で、ストレスだけで起こるものではない

円形脱毛症と聞くと、ストレスで起こると思いがちですが、実はそうではありません。

この病気は、免疫反応をつかさどるリンパ球が、自分の毛根を攻撃するために起こる、いわゆる**自己免疫疾患という病気の一つ**です。円形脱毛症発症における自己免疫のメカニズムについては後で詳しく述べます（97ページ、及び153ページ参照）。

円形脱毛症は、活性化されたリンパ球が、毛根を傷つけてしまう自己免疫で起こるため

に、円形脱毛症の患者さんの頭皮組織では、毛根にリンパ球が集まっている組織所見、すなわち毛根の慢性の炎症所見が認められます。

円形脱毛症では、**頭皮の炎症によって頭皮の血管が傷つき、血管内皮細胞によるプロスタグランジン産生が低下し、ＩＧＦ－１が減少して脱毛が起こる**と考えられます。

**ストレスは、円形脱毛症の発症の引き金を引くことはあっても、それだけでは、重症の円形脱毛症を引き起こしません。**

時に、ストレスで１カ所のみ、コイン型の脱毛を来すことがありますが、これは自然治癒することが多く、治療が必要となる**重症の円形脱毛症は、自己免疫疾患としての素因（体質）を持つ人にストレスが加わった場合に発症します。**

そして、**円形脱毛症の発症には、さらに前述の、ＩＧＦ－１を減少させる解熱鎮痛剤（風邪薬）や、また、詳細は後述しますが、抗アレルギー薬（花粉症薬）などが重要な関与をしている**ことが判明しました。

### ●長期間の皮膚科治療で治らなかった重症円形脱毛症が、カプサイシンとイソフラボンで改善

**写真９　10代、男性、全頭脱毛**

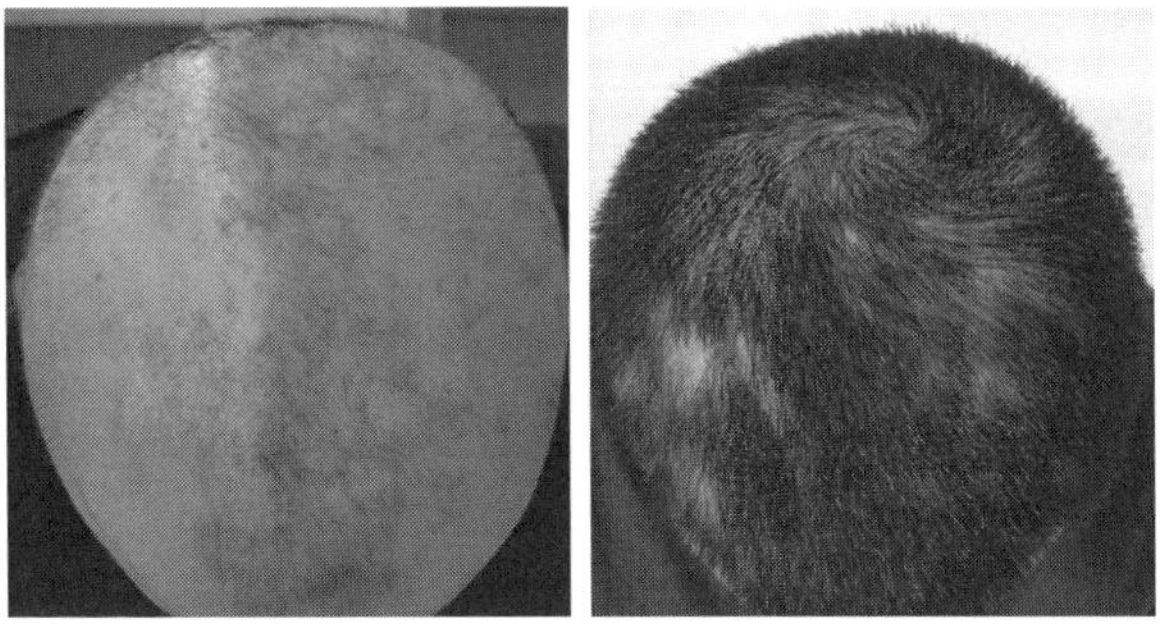

治療前　　治療９カ月後

**ＩＧＦ－１には、育毛、また抜け毛を抑える効果に加えて、前述のように、自己免疫反応を抑制する制御性Ｔ細胞を活性化する作用があります。したがって、ＩＧＦ－１を増やす治療により、自己免疫が抑制されて円形脱毛症が改善します。**

半年間の皮膚科治療が無効で、治癒をあきらめていた全頭脱毛の30代男性に、カプサイシンとイソフラボンを服用してもらうと、服用後３週間で産毛が生え始め、服用７カ月後には、さらに産毛の生えている範囲が広がり、改善しました。

写真９は、中学生時代に円形脱毛症を発症し、その後、皮膚治療が無効で、全頭脱毛に

まで至った10代後半の男性の頭部です。カプサイシンとイソフラボンの服用で、その9カ月後には、明らかに改善しました。

このように、**カプサイシンとイソフラボンによるIGF－1を増加させる治療は、難治であった脱毛症を改善させる新たな治療法**となりました。

第　3　章

# 脱毛症治療薬「セファランチン」は、ＩＧＦ－１を増やし、治療効果を発揮する；セファランチンは、古くて新しい、安全な生薬

# セファランチンとは？

セファランチンは、台湾の標高700メートルの山地に自生するツヅラフジ科植物のタマサキツヅラフジという植物から抽出されたビスコクラウリン型アルカロイドのことです。セファランチンを含む、この薬草は、古くから原住民により蛇咬傷《へびこうしょう》の民間薬として重宝されていました。

1914年に当時の台北帝国大学教授であった早田文蔵博士がこの植物を「台湾植物図鑑」に学名「Stephania cepharantha Hayata」として掲載し、1917年に「玉咲ツヅラフジ」と命名しました。

セファランチンは、その後1934年に近藤平三郎博士（当時東京帝国大学教授）らによって、玉咲ツヅラフジから抽出分離され、1935年には長谷川秀治博士（当時東京帝国大学教授）らによって、結核菌の発育を阻止することから結核に有効であるとの報告が発表され、**1942年に結核の治療及び予防の医薬品として承認**されました。

そして、現在は再評価の結果、**効能・効果が、放射線による白血球減少症（内服・注射）、円形脱毛症・粃糠性脱毛症（内服・注射）、滲出性中耳カタル（注射）、マムシ咬傷（注射）**に改訂されています。

このように、**セファランチンは、80年近く、いろいろな病気の治療に使用されており、重大な副作用の報告もない安全性の高い生薬**です。

## セファランチンの効能は多岐にわたり、ＩＧＦ－１の作用と類似！

ＩＧＦ－１は、健康維持や病気の改善に重要な多くの作用を持っています。そして、セファランチンの効能は、ＩＧＦ－１の作用で説明することができます。

**セファランチンの放射線による白血球減少、円形脱毛症、そして滲出性中耳炎を改善する作用は、それぞれ、ＩＧＦ－１の造血を高める作用、自己免疫を抑制する作用、及び抗炎症作用で説明されます。**

**このように、セファランチンの効能はＩＧＦ－１の作用と似ており、この薬は、ＩＧＦ**

**―1を増やして、その治療効果を発揮している可能性が十分考えられます。**

## ◎セファランチンは、知覚神経の機能を高め、IGF－1産生を促進する

前述のように、知覚神経を刺激すれば、そこから、CGRPが放出され、近くの組織、また、遠くの組織でも、IGF－1が増えます。したがって、セファランチンも知覚神経を刺激して、IGF－1を増やして、その効果を発揮している可能性があります。

セファランチンは、服用しても、唐辛子を食べたり、また、カプサイシンを服用した後のような、胃が熱くなったりする知覚神経の刺激症状はありません。

このことは、**セファランチンがカプサイシンのように、直接、知覚神経を刺激しているのではない**ことを示唆しています。それでは、セファランチンは、どのようにして知覚神経を刺激するのでしょうか？

著者の研究の結果、**セファランチンは、知覚神経を直接刺激するのではなく、その機能を高める作用があること**が判明しました。

このメカニズムの詳細を、お知りになりたい方は、拙著『薬害脱毛』（現代書林刊）をお読みください。

これらの事実は、**セファランチンは知覚神経の機能を高め、体内にある刺激物質に対する知覚神経の反応性を高めることで、ＩＧＦ－１を増加させる可能性を示しています。この作用によって、セファランチンはＩＧＦ－１の作用を介した多彩な治療効果を発揮しているもの**と考えられます。

## ◎セファランチンは、育毛に重要な、毛根のIGF-1産生も高める

頭皮の知覚神経が刺激されると、ＣＧＲＰが放出されます。ＣＧＲＰは、毛根の毛乳頭細胞に作用し、そのＩＧＦ－１産生を増やします。こうして作られたＩＧＦ－１は、髪の毛の元になる毛母細胞を増やし、育毛を促進します。

毛乳頭細胞は、ＩＧＦ－１を作りますが、作られたＩＧＦ－１は、育毛効果に加えて、毛乳頭細胞自身にも作用して、その機能を高めます。

他の研究者の研究で、**セファランチンが毛乳頭細胞でＩＧＦ－１を増やすことが報告されており、セファランチンは、知覚神経のみならず、毛乳頭細胞にも直接作用して、ＩＧＦ－１産生を促進して、その育毛効果の発現に寄与している**と考えられます。

また、この実験結果は、セファランチンは、毛乳頭細胞のみならず、ＩＧＦ－１を産生

できる他の細胞でもＩＧＦ－１を産生させて、その細胞の機能を高める可能性を示しており、おそらく、知覚神経細胞でも同様の機序で、その機能を高めていると考えられます。

## ◎セファランチンの治療効果は、保険収載の投与量では認められない

セファランチンは、現在、円形脱毛症治療において、保険収載されている薬、つまり保険内で処方される薬です。保険収載上の、セファランチンの投与量は、１日３〜６錠（１錠に１ミリグラム含まれているので、１日に３〜６ミリグラム）となっていますが、保険で認められている投与量は、非常に古くに設定されたので、当時のデータが残っておらず、その投与量設定の根拠は不明です。しかし、**実際には、保険収載の投与量では、円形脱毛症に効果を認めることは、ほとんどありません。**

そのため、多くの皮膚科医は、セファランチンを「気休め程度の薬」などと評価しているのが現状です。

しかし、**セファランチンは安全な生薬で、重大な副作用もなく、保険収載用量よりも大量の投与によって治療効果が認められること**が、これまでの、多くの臨床研究で明らかにされています。

### ◎セファランチンの免疫調整作用は、保険収載用量よりも大量の投与でのみ発現

前述のように、セファランチンは、円形脱毛症の治療薬として、**保険収載上では１日３～６ミリグラムの投与が認められています。**

しかし、この投与量では、ほぼすべての円形脱毛症の症例で、治療効果は認められません。

著者は**重症の円形脱毛症治療には、カプサイシンとイソフラボンに、保険収載用量よりも大量のセファランチンを併用して、治療効果を確認**しています。

前述のごとく、**ＩＧＦ－１には、免疫系の機能を正常化する作用があるので、セファランチンは、ＩＧＦ－１を増やすことで、自己免疫疾患を改善させる**と考えられます。

### ◎セファランチン大量投与で、自己免疫による血小板減少や難治の口内炎が改善

自己免疫により、血小板が減少する病気に、特発性血小板減少性紫斑病（ＩＴＰ）という病気があります。

**ＩＴＰの治療では、セファランチンは、１日に、体重１キログラムあたり２ミリグラム**

**の投与が、安定した治療効果を発現させる**と報告されています。

すなわち、体重が50キログラムであれば、セファランチンは、1日あたり、100ミリグラムを投与されることになります。

たとえば、**8カ月の赤ちゃんでも、ITPに対して、セファランチンの1日20ミリグラムの服用で、副作用なく、治療効果が認められています。**

また、再発する口内炎や目のブドウ膜の炎症を引き起こし、失明することもある難病の**ベーチェット病の治療においても、セファランチンは、1日あたり、30～75ミリグラムの投与で、多くの症例の口内炎を抑制したことが示されていますが、中でも、1日150ミリグラムのセファランチン投与が必要であった例**も報告されています。

このように、**保険収載上のセファランチンの1日あたりの投与量（3～6ミリグラム）に比べて、大量となるセファランチンの投与によって、自己免疫疾患や難治性の炎症が初めて改善されます。**

**そして、このようなセファランチンの大量投与の症例で、重大な副作用は報告されていません。**

## 自己免疫疾患である円形脱毛症の治療においても、セファランチン大量の併用が必要

著者は重症の円形脱毛症（全身の毛が抜ける汎発性脱毛も含めて）の治療でも、カプサイシンとイソフラボンなどのサプリメントに加えて、セファランチンを、保険収載用量に比べると大量の１日あたり１５０ミリグラムを投与して、安定した治療効果を確認しています。

セファランチンの、この投与量を設定した理由は、以下のような症例の経験があるからです。

### セファランチン中等量併用で再発し、大量併用で改善

次ページ写真10は、うなじ（項部）に円形脱毛症を発症した20代男性の頭部です。

カプサイシンとイソフラボンなどのサプリメントに加えて、１日80ミリグラムのセファランチン（Ｃｅ：80㎎）を投与して治療すると、治療２カ月後までは、順調に改善しまし

**写真10　20代、男性、円形脱毛症**

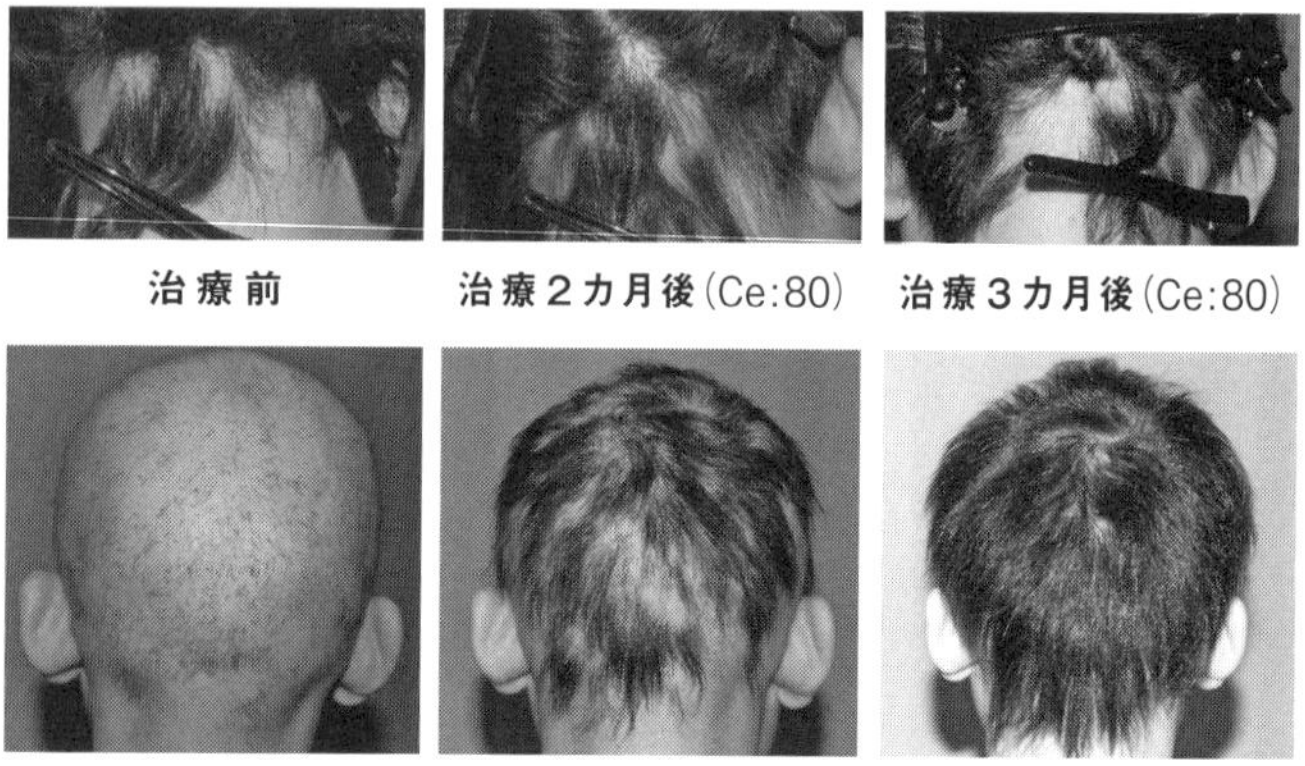

治療前　治療2カ月後(Ce:80)　治療3カ月後(Ce:80)

治療6カ月後(Ce:150)　治療10カ月後(Ce:150)　治療14カ月後(Ce:150)

た（写真10）。

しかし、その後、小さなストレスで、円形脱毛症が再発しました（治療3カ月後）。

すぐに、セファランチンを、1日あたり、150ミリグラム（Ce：150㎎）に増量しました。

IGF－1を増やす円形脱毛症の治療では、時に、傷んだ毛が多いと、それが、新しい毛に生え変わるための脱毛が起こることがあります。

この症例でも、セファランチンを、1日150ミリグラムに増量して、治療を強力にした後に、再発時に傷んだ毛が、大量に抜けて、毛の生え変わりが見られました（治療6カ月後）。

**写真11　20代、男性、円形脱毛症**

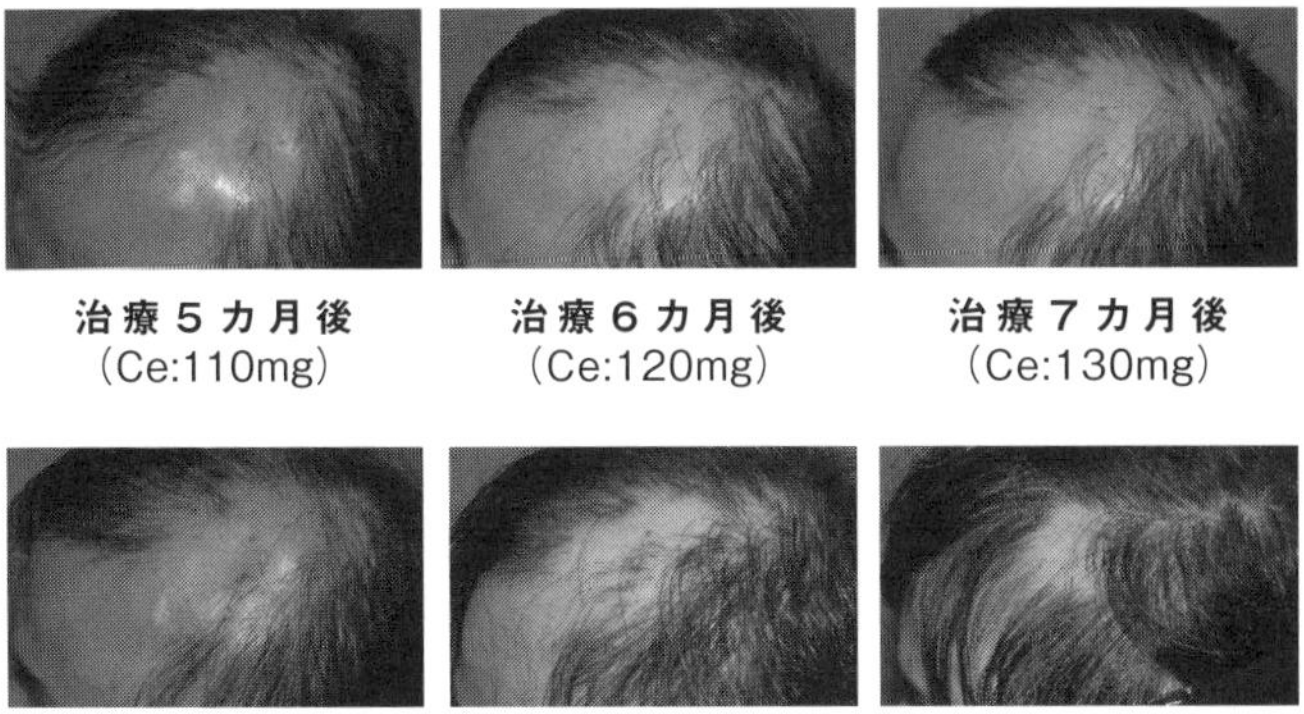

治療５カ月後（Ce:110mg）　治療６カ月後（Ce:120mg）　治療７カ月後（Ce:130mg）

治療８カ月後（Ce:130mg）　治療９カ月後（Ce:140mg）　治療15カ月後（Ce:150mg）

しかし、そのまま治療を続けてゆくと、新たに産毛が生えてきて（治療10カ月後）、治療14カ月後には、明らかな改善が見られています。

## ◎セファランチン大量併用で、初めて効果

前症例では、カプサイシンとイソフラボンなどのサプリメントに加えて、セファランチンの1日80ミリグラム投与では、重症の円形脱毛症では、治療効果が得られませんでした。

写真11は、カプサイシンとイソフラボンに加えて、セファランチンを、1日あたり110～150ミリグラム投与した、重症円形脱毛症の20代男性の頭部です。写真からわかるように、セファランチンの1日110～

写真12　40代、男性、円形脱毛症

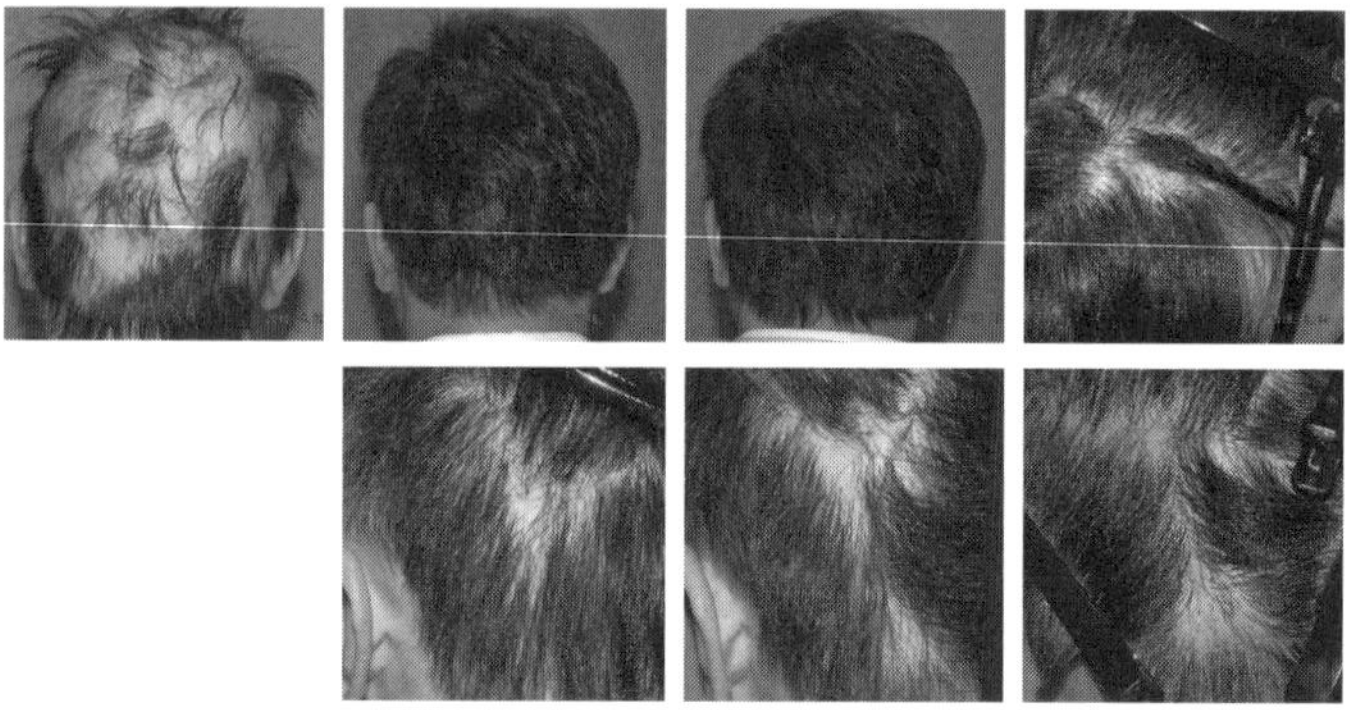

サプリメント
セファランチン120mg
（1日量）で治療中

サプリメント
セファランチン150mg
に増量して、1年9カ月後

サプリメント
セファランチン130mg
に減量して、1カ月後

サプリメント
セファランチン110mg
に減量して、2カ月後

130ミリグラム（Ce：110mg、120mg、130mg）の投与では、明らかな治療効果が見られず、1日140ミリグラム以上の投与で、初めて改善が見られています。

## ●セファランチン大量併用で効果、減量して悪化

写真12は、カプサイシンとイソフラボンなどに加えて、セファランチンを1日120～150ミリグラム投与して治療した、重症の円形脱毛症の男性の頭部です。

この写真に見られるように、1日セファランチン120ミリグラム投与では、十分な効果が見られず、1日150ミリグラムに増量して、1年9カ月後には明らかな改善が見ら

れました。

しかし、この男性の希望で、セファランチンを減量しました。

減量直前には、後頭部の一部の円形脱毛症は完治していませんでした。

そして、セファランチンを徐々に減量してゆくと、１日１３０ミリグラムに減量した時点で、後頭部で明らかな悪化が見られ、１日１１０ミリグラムに減量して、前頭部右側前方に新たな再発が見られています。

このように、**自己免疫疾患である、重症の円形脱毛症の改善のためには、カプサイシンやイソフラボンなどに加えて、１日あたり、セファランチンは１５０ミリグラムの投与が必要である場合が多く、前述のベーチェット病に伴う口内炎の治療の場合と同様の結果で**した。

## カプサイシンとイソフラボンに、大量のセファランチンを併用すると、重症円形脱毛症の治療効果が目立って高まる！

カプサイシンとイソフラボンの服用によるＩＧＦ－１の増加で、皮膚科治療で治らなかった、重症の円形脱毛症が治ることが判明しました。

そして、大量のセファランチンのみでも、円形脱毛症が改善する例はありますが、以下に述べるように、大半の症例では**カプサイシンとイソフラボンに、大量のセファランチンを加えることで、重症の円形脱毛症の改善効果が、目立って高まること**もわかってきました。

### 1 多発型円形脱毛症

**●皮膚科で治療を断られた症例が、治療４カ月で治癒**

次ページ写真13は、多発型の円形脱毛症を発症した30代の女性の頭部です。

**写真13　30代、女性、円形脱毛症**

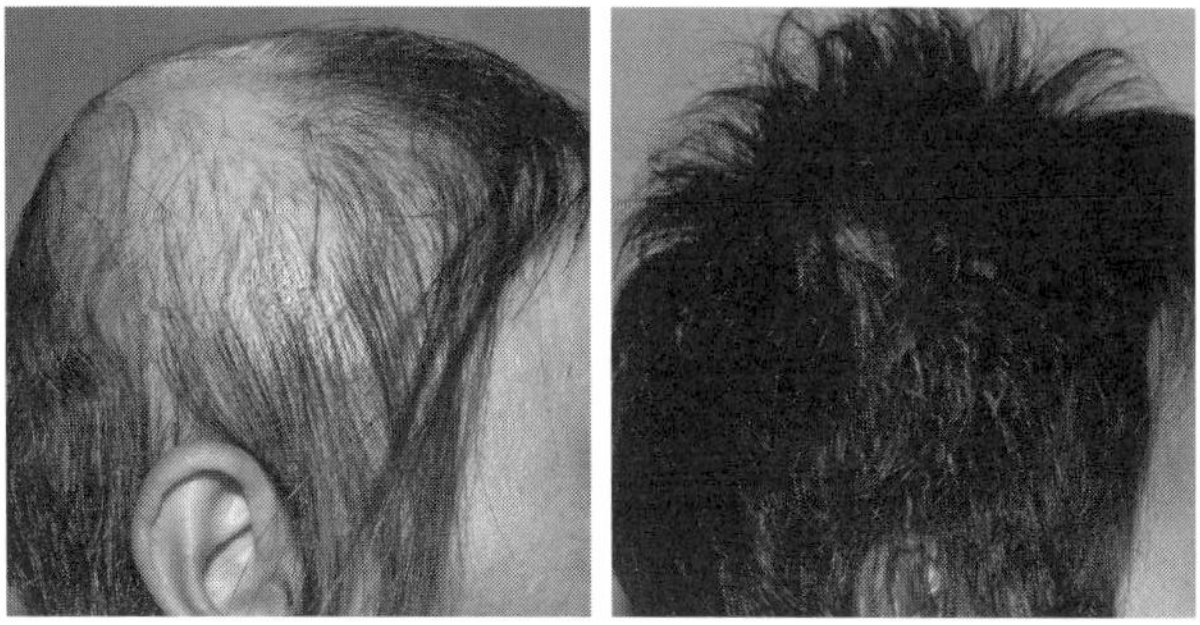

治療前　　治療4カ月後

**写真14　20代、女性、円形脱毛症**

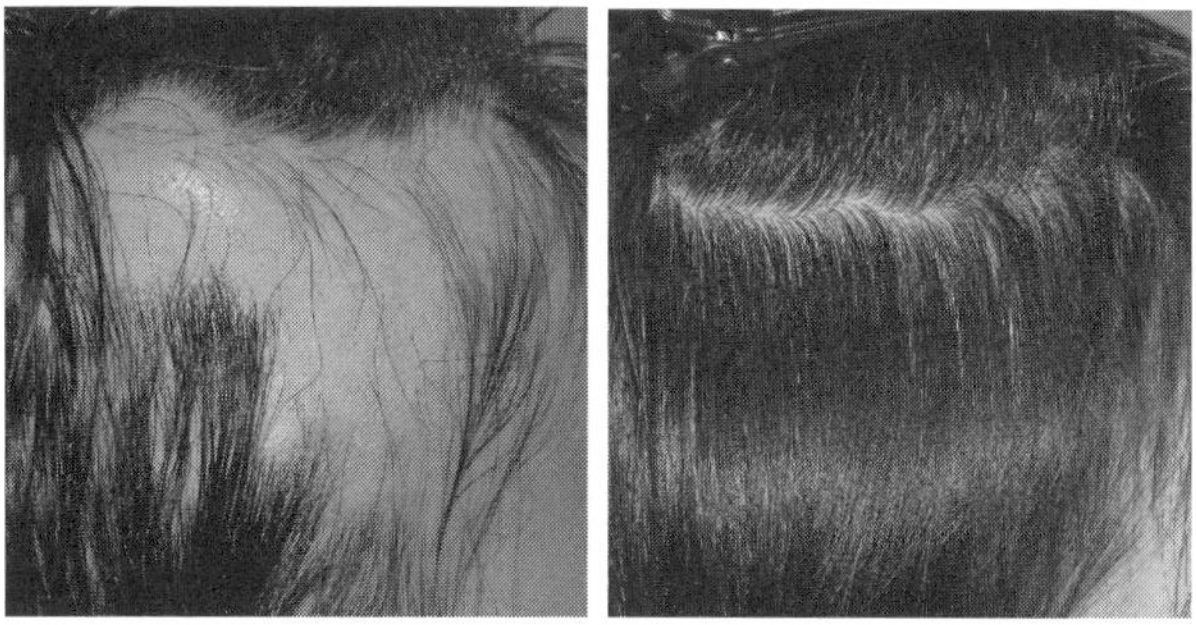

治療前　　治療８カ月後

この女性は、皮膚科を受診するも、そこでは治療できないと言われました。

カプサイシンとイソフラボンなどのサプリメントに加えて、大量のセファランチンを投与すると、なんと、治療5日目から、頭部全体の毛が太くなり、治療4カ月後には、ほぼ治癒しました。

### ●1年間の総合病院皮膚科での治療が無効の症例、8カ月で治癒

前ページ写真14は、やはり、多発型の円形脱毛症を発症した20代の女性の頭部です。

この女性は、総合病院の皮膚科で1年以上も治療されましたが、一向に治りませんでした。

カプサイシンとイソフラボン、そして大量のセファランチンによる治療で、その8カ月後には、ほぼ治癒しました。

## 2 蛇行性脱毛

### ●難治の蛇行性脱毛が、1年2カ月の治療で治癒

この脱毛症も、重症の円形脱毛症の一つで、後頭部に、広範な帯状の脱毛斑を認めます。

次ページ写真15は蛇行性脱毛の10代女性の頭部です。やはり、カプサイシン、イソフラボン、そして大量のセファランチンの投与で、1年2カ月後に治癒しました。

## 3 全頭脱毛

### ●皮膚科では治らなかった全頭脱毛が、約1年の治療で治癒

全頭脱毛は、文字通り、頭髪の、ほぼすべて（80パーセント以上）を失う、重症の円形脱毛症です。

次ページ写真16は、全頭脱毛で治療した20代の女性の頭部です。

やはり、皮膚科治療が無効でした。カプサイシンとイソフラボンに、大量のセファランチンを併用して治療し、その1年1カ月後には、ほぼ治癒状態となりました。

写真15　10代、女性、蛇行性脱毛

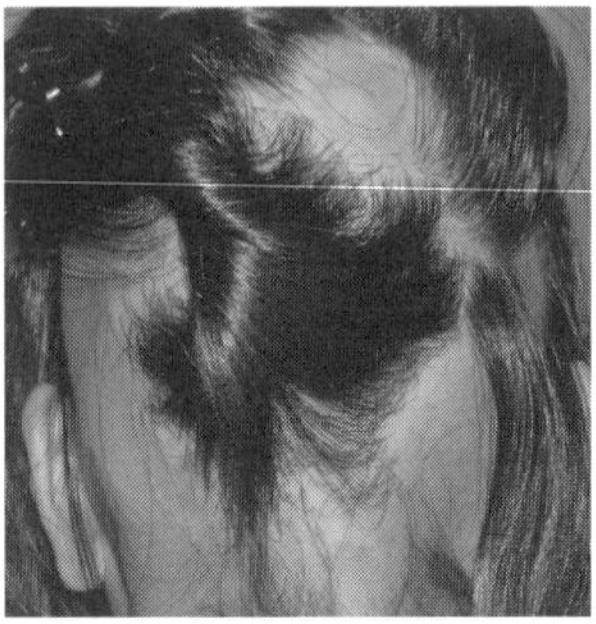

治療前

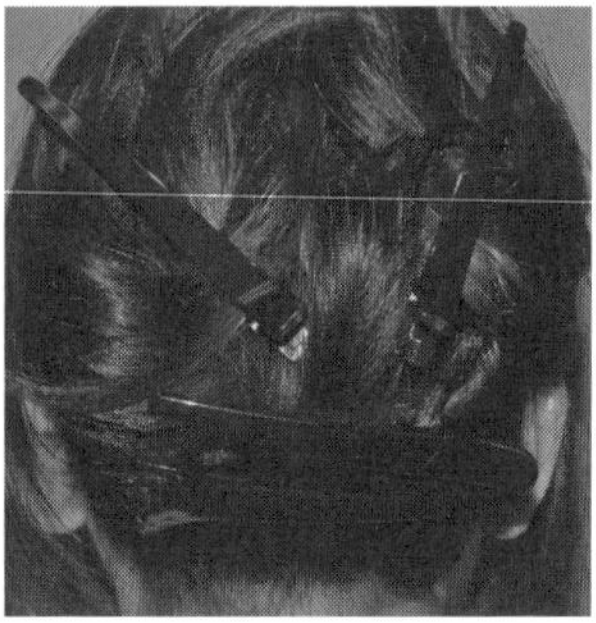

治療1年2カ月後

写真16　20代、女性、全頭脱毛

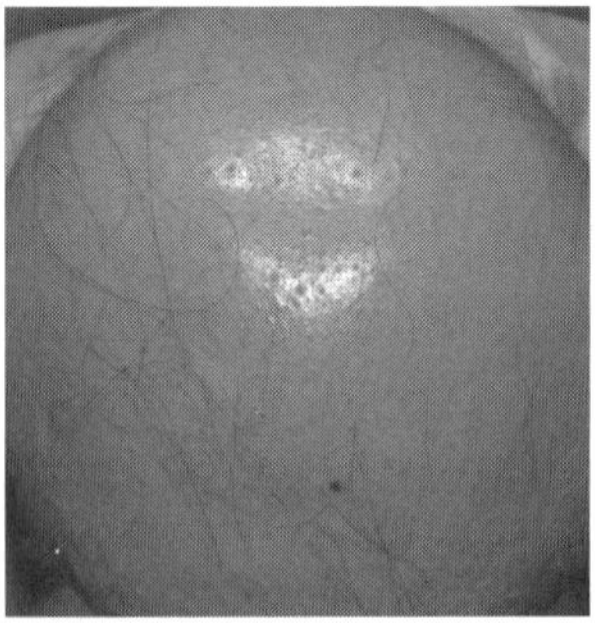

治療前

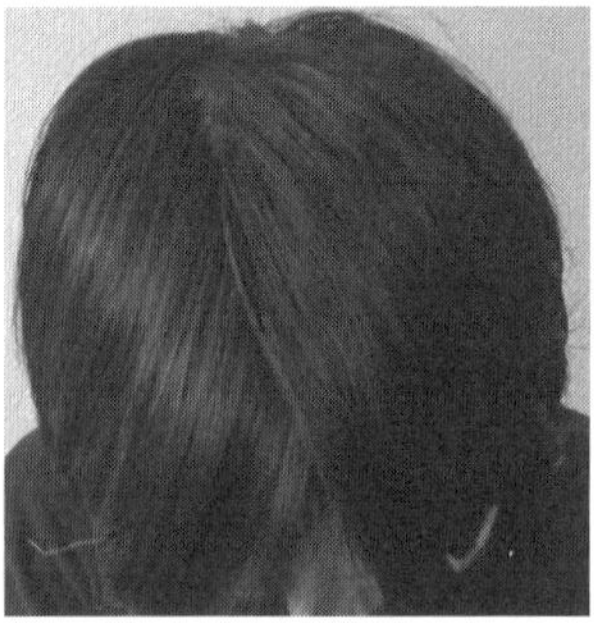

治療1年1カ月後

## 4 汎発性脱毛

### ●円形脱毛症の最重症型である汎発性脱毛も改善

汎発性脱毛は、円形脱毛症の最重症型で、頭髪のみならず、眉毛、まつげ、鼻毛など、全身の体毛までも抜けてしまう疾患です。

次ページ写真17は、出産後に円形脱毛症が再発し、皮膚科治療で効果がなく、汎発性脱毛にまで悪化した30代女性の頭部です。**カプサイシン、イソフラボン、そして大量のセファランチンの投与で、治療2年10カ月後には、明らかに改善**しました。

さすがに、最重症型の円形脱毛症なので、治療に要する時間は、他の重症円形脱毛症よりも、長くかかります。頭皮の状態のいいところから、順次、改善してきて、全体に毛が生えてきます。

全頭脱毛でも汎発性脱毛でも同じなのですが、後頭部から前頭部にかけての改善が、側頭部よりも早く起こってきます。この理由は不明です。

**写真17　30代、女性、汎発性脱毛**

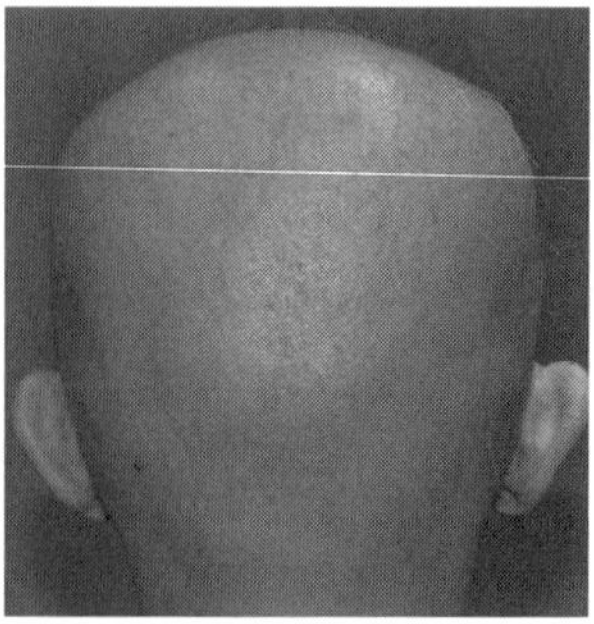

治療前

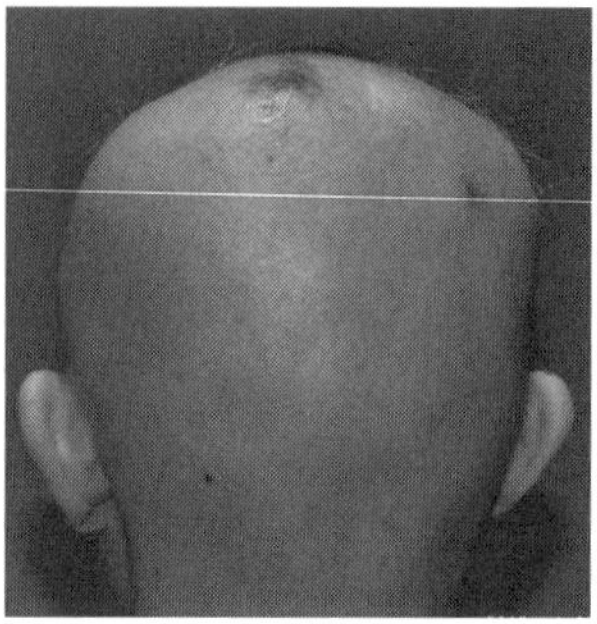

治療1年後

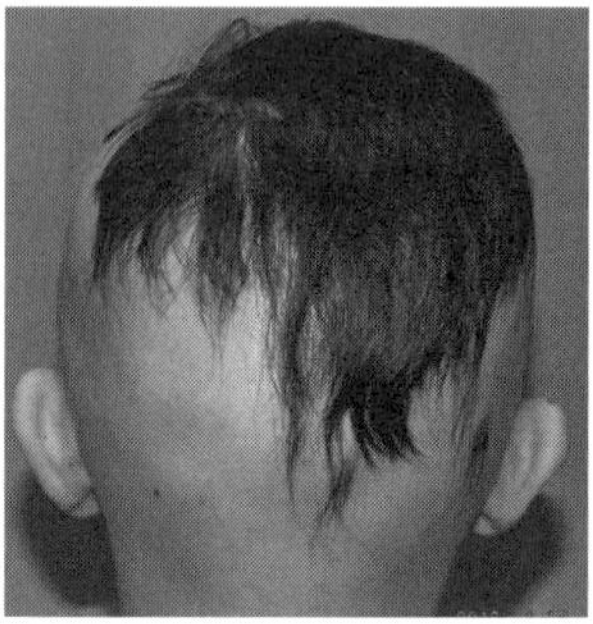

治療2年後

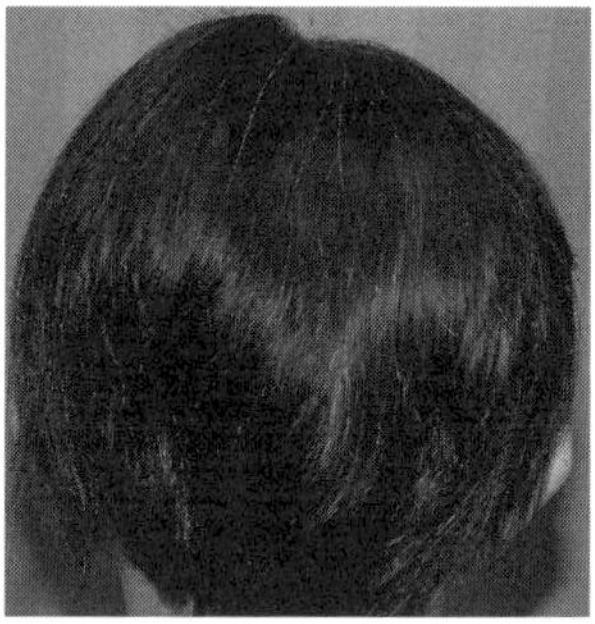

治療2年10カ月後

第 4 章

# 脱毛症治療薬「セファランチン」には、抗がん作用があった！

## セファランチンは、がん治療における統合医療に用いられる！

### セファランチンには、基礎研究、そして臨床研究でも、抗がん作用が確認されている

これまで述べたように、セファランチンは、脱毛症治療薬として古くから使用されています。その一方で、**セファランチンには、臨床的にも抗がん作用があること**も、報告されていました。

そして、2019年になっても、セファランチンの抗がん作用に関する基礎的な研究成果が、国際学術雑誌に数多く掲載されています。

多くのがん患者さんたちは、現在、手術や抗がん剤などの、広く行われるがん治療に加えて、統合医療による治療も受けています。

### 統合医療とは何か

**統合医療とは〝近代西洋医学を前提として、これに相補（補完）・代替療法や伝統医学**

**等を組み合わせてさらにQOL（Quality of Life：生活の質）を向上させる医療**であり、医師主導で行うものであって、場合により多職種が協働して行うもの〞と定義されています。手術、抗がん剤投与、そして放射線治療が、がんの標準的治療と呼ばれることがあります。

しかし、**〝標準的〞とは、がんを治す治療の標準という意味ではなく、治療として行われる頻度が高いというだけの意味**です。

多くの人たちが、統合医療を選択する背景には、この**〝標準的治療〞の治療効果が、十分ではないからであること**は、間違いのない事実です。

セファランチンは、統合医療の中の一つの治療薬剤として用いることができます。

## 統合医療のメリットとは？

### ●単なる細胞毒である抗がん剤を使わない

がん細胞を直接傷害する物質（抗がん剤）は、正常細胞も同じように傷害するために、多くの副作用を発現させ、患者さんに苦痛を与え、あるときには生命の危険さえ招くことがあります。

細菌感染症の治療には、抗生物質が用いられます。抗生物質の、細菌と正常細胞に対する毒性の差を**選択毒性**と言います。人の細胞と細菌では、それら構造に違いがあるので、細菌固有の構造物にのみ作用して毒性を発揮する薬が、選択毒性の高い薬であり、高い治療効果を発揮する抗生物質となります。

ところが、がん細胞と正常細胞の違いは、あまりなく、現在の、**抗がん剤の多くは選択毒性が低い薬剤**と言えます。そのために、抗がん剤は、がん細胞の数も減らしますが、正常細胞の数も減らしてしまい、重大な副作用を発現させるのです。

がん細胞と正常細胞の違いを強いてあげれば、がん細胞のほうが正常細胞よりも、その細胞分裂速度が大きいという点でしょう。

しかし、正常細胞でも細胞分裂速度の大きい細胞、すなわち血液細胞、毛母細胞、及び小腸の粘膜上皮の細胞などは、抗がん剤によって傷害されるので、抗がん剤投与後に、白血球減少、脱毛、及び下痢などが起こってきます。

特に、抗がん剤で免疫力を担う血液細胞が傷害されると、免疫力が低下してしまうので、その結果、**抗がん剤投与が時に、がんの病態を悪化させる、また、その後の、がんの再発を起こしやすくすること**なども起こってきます。

このように、**抗がん剤として使用される物質の多くは、選択毒性が低く、現在、抗がん剤は単なる細胞毒と言える**でしょう。さらに、**最悪の場合は、がん細胞が、これらの抗がん剤に耐性を示すようになった場合**です。がん細胞が、これらの抗がん剤を、細胞外に排出してしまう機構を獲得してしまうと、投与された抗がん剤は、正常細胞のみを傷害して、副作用のみあらわれることになります。

## ●抗がん剤は、固形がんよりも、血液がんで治療効果が高い

前述のように、抗がん剤そのものの選択毒性は低くても、がん細胞の性質が、正常細胞のそれと比べて、大きな差異を持っていれば、抗がん剤の治療効果は高くなります。それが、血液のがんである白血病などの場合です。白血病細胞は、正常細胞に比べて、その増殖速度がきわめて早く、それだけに、抗がん剤の細胞障害効果も、正常細胞より高くなると考えられます。

固形がんは、時に、定期検診の間の1年間で発見されるものもあるようですが、多くは、

何年、いや10年以上もかかって、増殖して発見されるものも多いと考えられます。

そのため、自覚症状があらわれたときには、もうすでに、病態が進行している場合が多いのです。

それに比べて、血液のがんでは、急速にがん細胞が増殖するので、貧血や出血傾向、また、感染などの症状が早くあらわれます。このように、血液のがんは、症状があらわれるのが固形がんよりも早いために、より早期に発見されると考えられます。

このような理由から、抗がん剤の副作用は、白血病などの血液のがんの治療と固形がんの治療との場合で変わりはありませんが、抗がん剤の治療効果は、血液のがんで固形がんより高くなるのでしょう。

## ◎統合医療で使用される免疫調整作用を持つ物質は、がん細胞に対する選択毒性が高い

現在使用されている抗がん剤の選択毒性に比べて、**統合医療で用いられる免疫調整作用を有する物質は、免疫力を利用して、がん細胞を選択的に傷害するので、選択毒性が高い**と言えます。

手術や抗がん剤投与、また、放射線治療などでは、確かに、がん細胞の数は減らせます

が、完全に、がん細胞をなくしてしまうことはできません。

やはり、**最後に、がん細胞を消失させるのは、生体に備わった免疫力**です。

すなわち、広く行われるがん治療においても、最後は、患者さんの免疫力の程度が、その治療効果に大きく影響することになります。

したがって、理論的には、統合医療で用いられる免疫調整作用を有する物質で、手術や抗がん剤によって減少させられるが、完全に除去できないと考えられるがん細胞を、副作用なく、消失させることが重要になります。

## ●統合医療は、血液のがんよりも固形がんの治療に向いている

前述のように、抗がん剤の副作用は、白血病などの血液のがんの治療の場合と固形がんの治療の場合とで変わりませんが、がん細胞の殺傷効果は、血液のがんで、固形がんより高くなると考えられます。

また、血液のがんは、その進展が早いので、免疫調整作用を持つ物質での治療では、がん細胞の増殖を急激には抑えられません。

したがって、血液がんの治療には、急性の毒性を持った抗がん剤の使用が向いていると

考えられます。

このような理由から、**統合医療の意義は、血液のがんよりも固形がんの治療において、より大きく、さらなる研究とそれに引き続く臨床応用が必要**になります。

## ◉統合医療としてのセファランチン投与に、抗がん作用が期待できる

がん治療における統合医療の中で、多くの患者さんたちは、**薬用植物の抽出物質（いわゆる生薬）**を利用しています。

これらの物質の効果は、それらの直接的ながん細胞への傷害効果と、間接的な、免疫力を高める効果によって発現されます。

前述のように、**セファランチンも生薬の一つで、統合医療の一端を担う薬**と考えられ、その抗がん作用についての臨床研究が行われました。

セファランチンは、ＩＧＦ－１を増やして、自己免疫疾患である円形脱毛症を改善するので、免疫調整作用を発現させることが十分考えられます。

セファランチンが、ＩＧＦ－１を増やして免疫調整作用を発揮するならば、この薬剤が、免疫力を上げてがんに対する治療効果を発揮しても、決しておかしくはありません。予想

通り、これまでの研究から、セファランチンは、以下に述べるように、がんの病態も改善することがわかっています。

## これまでに報告されているセファランチンの抗がん作用

### 1 乳がん

セファランチンの投与は、乳がんの再発例において、その生存率を有意に高めることが報告されています。

### 2 悪性リンパ腫

悪性リンパ腫の治療において、セファランチンを1日30ミリグラム投与した群の生存期間（55・8カ月）は、セファランチン非投与群のそれ（31・3カ月）よりも、有意に長い（約1・78倍）ことが報告されています。

また、悪性リンパ腫の化学療法に伴う副作用を、セファランチンが改善したことも報告されています。

## 3 多発性骨髄腫

多発性骨髄腫の治療中の75歳女性が、突発性難聴と血小板減少の治療のために、ステロイド剤とセファランチンを1日30ミリグラム服用したところ、多発性骨髄腫の腫瘍マーカーであるMタンパクが著明に減少したという報告があります。

さらに、この症例の報告者は、セファランチンは、安全性が高く、長期大量投与が可能であるために、終末期の多発性骨髄腫の症例の病態改善に有用であったことも同時に述べています。

## 4 悪性黒色腫

悪性黒色腫4例で、化学療法と、1日あたり30ミリグラムのセファランチン投与で、転移巣も、すべて消失したこと、さらに悪性黒色腫の治療において、セファランチンの併用により、全体の生存率が改善されましたが、進行群ほど、生存率の改善が顕著であったことも報告されています。

このように、**悪性黒色腫の治療で、セファランチン併用の効果が、他のがんの治療に比べて高くなっています。**この理由として、以下のことが考えられます。

前述のように、円形脱毛症は自己免疫疾患です。自己免疫でも正常の免疫反応でも、**免疫反応では、一般に、免疫反応が標的とする抗原と呼ばれる物質があり、それに対して抗体やリンパ球が反応して攻撃を加えます。**

正常の免疫では、抗原がウイルスや細菌なのですが、自己免疫では、体の中の正常組織が抗原（自己抗原）となるので、組織の障害が起きるのです。

たとえば、同じく自己免疫疾患の一つである関節リウマチの場合は、自己抗原が関節の軟骨の成分なので、関節の軟骨が、自己免疫により破壊されて、関節炎が起こるのです。

円形脱毛症の場合は、毛根の、ある物質が自己抗原となり、リンパ球が、これを攻撃するために脱毛が起こります。

これまでの研究成果からは、この場合の**自己抗原の一つが、毛髪の黒い色素であるメラニン色素の合成に関与するタンパク質（医学的には、melanogenesis＝メラニン色素合成—associated peptide＝関連ペプチドと言います）であること**がわかっています。

したがって、毛根がメラニン色素を作らない白髪は、自己免疫を免れるので、円形脱毛症になっても抜けず、また、円形脱毛症の改善に際しては、白髪が先に生えてくることがあるのです。

すなわち、**メラニン色素を作る細胞は、免疫反応を活性化する作用が強く、このため、メラニン色素を作る細胞ががん化する悪性黒色腫では、免疫療法が特に効果的である**と考えられます。

臨床的にも、悪性黒色腫の患者さんでは、メラニンを作る細胞に対して、すでに自己免疫が発動して、皮膚にメラニン色素のない部分（白斑）が見られる人のほうが、予後が良いことも知られています。

このように、ＩＧＦ－１を増やし、**脱毛症治療に有用なセファランチンには、がんの改善効果があること**が報告されており、この効果は、**セファランチンによる、ＩＧＦ－１増加を介した免疫調整作用による可能性**が高いと考えられます。

この仮説を裏づけるように、脱毛症治療のために、カプサイシンとイソフラボンにセファランチンを併用した患者さんたちの多くで、風邪やインフルエンザにかかることが、明らかに少なくなっており、免疫力が高くなっていると考えられます。

## ◎セファランチン投与で認められる主な副作用は消化器症状；なぜ起こる？

セファランチン投与では、重篤な副作用はないことは述べましたが、**比較的多い副作用は、消化器症状である食欲不振**などです。

セファランチン服用で、なぜ、このような消化器症状が起こるのでしょうか？

胃腸の知覚神経を刺激すると、満腹感が出ることがわかっています。

脂っこいものを食べたときに、胆のうから、脂肪の消化吸収のために胆汁が小腸に分泌されます。

胆汁中の胆汁酸という、脂肪の吸収に必要な成分が、小腸の知覚神経を刺激する作用を持っており、この刺激作用により満腹感が出てくるのです。

すなわち、**セファランチン投与による食欲不振は、決して、セファランチンが、胃の働きを悪くしたために起こっているのではなく、胃腸の知覚神経を刺激して、満腹感を出やすくさせるために起こっている**のです。

ちなみに、昔から、唐辛子を食べると胃腸の調子がよくなり、食欲が出ることがわかっていますが、次の食事が多く食べられないことも経験されています。これは、カプサイシンによる、胃腸の知覚神経刺激の結果でしょう。

第　5　章

# がん改善薬に脱毛症の治療効果

## がんの改善作用を持つシベリア霊芝(チャガ)と大麻成分カンナビジオールの脱毛症治療効果

セファランチンは、もともと、脱毛症治療薬として用いられてきて、その後に、その抗がん作用が明らかになりました。

そして、これらの治療効果には、セファランチンの持つＩＧＦ－１増加作用が重要と考えられました。

**逆に、抗がん作用を持っており、もともと、統合医療としてがんの治療に使われていた、シベリア霊芝と大麻に含まれるカンナビジオールという物質に、後述のようにＩＧＦ－１増加作用があることが判明しました。**

**この事実は、これらの物質が、ＩＧＦ－１を増やして抗がん作用を発揮するのみならず、脱毛症治療効果をも発揮する可能性を示しています。**

以下に、シベリア霊芝とカンナビジオールの抗がん作用の紹介と、それらの脱毛症治療効果を示します。

## チャガとは？

### シベリア霊芝（チャガ）は、がん治療薬としてソビエト連邦薬局方に収載された

チャガは、シラカバの木に寄生する、サルノコシカケ科のキノコ菌糸体の一種です。シベリア奥地のある村の農民たちは、古くから、チャガを煎じて、お茶代わりに飲んでいました。

そして、その村の農民たちでは、がんの発症が極端に少ないことが判明し、チャガの飲用習慣が、がんの予防になっているのではないかと考えられました。

その後、当時のソ連で、チャガの抗がん作用が医学的に証明され、チャガは、がん治療薬として、ソ連薬局方に収載されました。

### チャガの多彩な治療効果は、ＩＧＦ‐１の作用と類似

チャガには、抗がん効果の他にも、免疫力増強、糖尿病改善、高血圧改善、肝腎機能改

善、精力回復、アトピー性皮膚炎の改善、老化防止、さらに活性酸素種の消去作用などがあることが判明し、がんの治療薬（がん患者の状態改善、がん予防）として以外にも、胃潰瘍、慢性胃炎、及び疼痛の治療薬として、ソ連薬局方に収載されました。

**これらのチャガの効果は、まさに、前述のＩＧＦ－１の作用ときわめて類似しており、チャガは、体内で、ＩＧＦ－１を増やして免疫調整作用を発揮し、抗がん作用を発揮している可能性が高い**と言えます。

このように、**チャガが、ＩＧＦ－１を増やして、免疫調整作用を発揮しているならば、チャガは、脱毛症の治療効果をも発揮しうる**と考えられます。興味あることに、**モンゴルではチャガの抽出物が髪の毛の生育によいとされ、洗髪に利用されています。**

## ◎チャガには、免疫調整作用を持つβ－グルカンが含まれている

薬用植物の抽出物で、免疫調整作用を有する物質の一つに、多糖体であるβ－グルカンが知られています。

**β－グルカンは、キノコ類に多く含まれており、昔から、漢方薬としてのキノコに、抗がん作用があることは、よく知られていました。β－グルカンは、安価で、また、安全性**

**も高く、統合医療によるがん治療には適した物質**であると考えられています。

**チャガには、キングアガリクスの2倍の量のβ－グルカンが含まれています。**

β－グルカンは、細菌や真菌（カビ）の細胞壁の内側に存在し、β－D－グルコース（ブドウ糖）が、屋台骨としてβ1－3結合で結合された多糖体で、β1－6結合（真菌類）やβ1－4結合（細菌類）による枝分かれ構造も持っています。

水溶液中では、β－グルカンは、いろいろな立体構造をとって存在（溶解）しますが、この立体構造が複雑であるほど、その免疫調整作用は強くなり、抗がん作用も強くなります。

## ◎β-グルカンは、体内に吸収されずに、免疫調整作用を発揮する。なぜ?

ネズミにβ－グルカンを食べさせると、そのほとんどは吸収されずに消化管を素通りし、血液中には、β－グルカンは、きわめて低濃度しか検出されません。

しかしながら、このようなネズミにおいても、β－グルカン投与後に免疫調整作用があらわれるのです。

これらの事実は、**β－グルカンは、体内ではなく、厳密に言えば体外である消化管内腔**

で、**何らかの作用を発揮して免疫調整作用を発現している**可能性を示しています。

研究者たちは、このような吸収されない物質が、生物学的作用を発揮することの一つの説明として、腸内細菌による、β-グルカンの発酵が重要ではないかという、苦しまぎれの説明をしていますが、このメカニズムは解明されず、ナゾのままでした。

β-グルカンは、生体にとって異物であるため、生体から排除され、そのほとんどは消化吸収を受けません。

しかし、体内に吸収されないβ-グルカンの、体内にしか存在しない免疫担当細胞に対する作用が、なぜか研究されています。

β-グルカンを、マクロファージという異物処理を担当する細胞に作用させると、マクロファージは、β-グルカンを食べてしまいます（これを、細胞の貪食と言います）。

そして、食べられたβ-グルカンは、マクロファージの中で、細かいカケラに分解されます。

この細かいカケラが、白血球や別のマクロファージに、補体という物質に対する受容体を介して渡されると、これらの細胞が活性化され、抗体が結合したがん細胞を貪食するというストーリーが示されています。

しかし、**体内にほとんど吸収されないβ－グルカンの免疫担当細胞への作用のメカニズムの解明などは、なんともむなしい研究成果と言えます。**

人での研究でも、摂取されたβ－グルカンが、どのようにして、その免疫調整作用を発揮するのかは、不明のままです。

β－グルカンを分解してできる可溶性β－グルカンを人に与えると、確かに、免疫グロブリンAの唾液濃度の上昇などの免疫力の増強は認められましたが、やはり、投与したβ－グルカンは、体内には吸収されませんでした。**β－グルカンを含む、いろいろな薬用植物の投与と抗がん剤の併用では、固形がんと白血病の患者で、生存期間の延長**が見られています。

このように、**β－グルカンは、人への投与では、体内に吸収されないにもかかわらず、免疫力を上げること**が示されています。それでは、β－グルカンの抗がん作用は、どのようにして発現するのでしょうか？

### ◎β-グルカンは、消化管粘膜の知覚神経を刺激してIGF-1を増加させる！

これまで述べたように、投与されたβ－グルカンは、動物や人では、ほとんど消化・吸収されないにもかかわらず、免疫調整作用は発現されることが明らかになっています。

微量のβ－グルカンが、マクロファージに食べられて、免疫調整作用を発揮する可能性も示されましたが、依然、体内に吸収されないβ－グルカンが、生体で、どのようにして、その免疫調整作用を発揮するかは、ナゾのままでした。

これを解く鍵になるのが、著者の行った動物実験の結果でした。

それは、**β－グルカンが、知覚神経を刺激して、IGF－1を増やす**という事実でした。

この事実は、**β－グルカンを摂取して、吸収されずに消化管内にとどまっていても、消化管粘膜表面で拡散して、消化管粘膜にある知覚神経を刺激すれば、カプサイシンと同じように、体内のIGF－1を増やして、免疫調整作用を発揮しうる可能性**を示しており、これまでの動物や人でのβ－グルカンの免疫力調整作用の発現機序をうまく説明することができます。

## ◎チャガには、β-グルカン以外にも、ポリフェノールなどのIGF-1を増やす成分が多く含まれる

チャガは、β－グルカンの他にも、トリテルペン、ポリフェノール複合体、メラニン、

プテリン、アガリチン酸、及びマンガンなどの微量元素を含みます。

著者の研究で、**β－グルカンに加えて、トリテルペンやポリフェノールにも、知覚神経刺激を介したＩＧＦ－１増加作用があること**が判明しています。

興味あることに、**赤ワインに含まれるポリフェノールであるレスベラトロールも、体内に吸収されずに、さまざまな健康効果を発揮することが知られていましたが、著者の研究で、β－グルカンと同じように、消化管粘膜の知覚神経を刺激して、ＩＧＦ－１を増やすこと**が明らかになりました。

この事実は、**チャガに含まれるポリフェノールも、β－グルカンと同じ機序で、ＩＧＦ－１を増やし、免疫調整作用を発揮すること**を示唆します。

これらの事実から、**チャガは、知覚神経を刺激してＩＧＦ－１を増やして、がんの病態を改善する、また、がんを予防するなどの作用を発揮する**可能性があると考えられます。

実際に、チャガには、以下に述べるように、がんの病態の改善効果と予防効果があることが示されています。

# チャガの抗がん作用

## ●チャガは、多くのがんの病態と予後を改善する

旧ソ連の医科大学で行われた研究は、転移を伴う重症の胃がん患者77人を対象に行われました。

これらの重症の患者さんたちは、手術や放射線療法が適応にならない状態でした。**チャガ飲用開始から、1～4週目では、がん病巣そのものの大きな変化は見られないものの、痛みなどの苦痛が軽減し、気力や体力の改善が見られ、総じて、生活の質の向上が見られました。**

さらに、**飲用開始から、2～4カ月後では、がん細胞の増殖が抑制され、がん患者さんの社会復帰が可能になるケースも観察され、言いかえれば、これらの患者さんたちでは、がんの増大がなく、がんと共生して、社会生活を送れるようになりました。**

**飲用開始から、1年半から2年目には、転移したがん病巣の縮小や消失が見られるよう**

**になり、手術や放射線療法の併用が可能になった症例も出てきました。**

結果として、**これらのがん患者さんたちの生存期間も、予想されていた期間よりも数カ月から10年以上も長くなり、チャガの飲用期間が長くなればなるほど生存率が高まることも判明しました。**

この研究に参加した77人中、最終的に死亡したのは49人で、そのうち42人は、チャガ飲用開始時にすでに末期状態で、飲用開始から4～6カ月以内に死亡しており、残りの比較的状態のよかった7人は、3年半後までに死亡しましたが、これら7人の患者さんたちでは、がんの増殖速度が小さくなったことも確認されています。

最終的に、死亡しなかった28人の患者さんたちでは、がん病巣の縮小が起こり、中でも、その完全消失が見られた患者さんもいました。

この臨床研究では、飲用開始時のがん患者さんの状態が、よければよいほど、それらの患者さんの予後もよかったことが判明し、**がんの早期にチャガの飲用を開始することが、より高い治療効果の発現に重要であること**が示唆されました。

**チャガ併用によるがん病態の改善効果は、さらに、肺がん、食道がん、肝臓がん、悪性リンパ腫、子宮筋腫、乳がん、及び甲状腺がんなどでも確認されています。**

## ●チャガのがん予防効果

チャガを飲用すると、それに含まれるβ－グルカンやポリフェノールなどが消化管表面の知覚神経を刺激してＩＧＦ－１を増やし、その免疫調整作用により、抗がん作用を発揮する可能性が示されました。**チャガによる免疫調整作用は、抗がん作用のみならず、がんの予防にも効果を発揮する可能性**があります。

チャガの抗がん作用を確認した、旧ソ連の医科大学の研究グループは、次に、チャガにがん予防効果があるかどうかを検討しました。研究対象は、大学病院に入院中の、１５０人の重症の胃潰瘍患者でした。彼らは、これらの患者にチャガを投与して、10年間の長期にわたり、がんの予防効果が見られるかどうかを検討しました。

彼らは、これらの胃潰瘍患者を、チャガを少量、中等量、そして大量を摂取する群に分けて、チャガのがん予防効果を調べました。

その結果、チャガは胃潰瘍そのものを改善し、チャガ少量摂取群では、胃潰瘍の改善には、中等量、及び大量の摂取群に比べて、より時間がかかったものの、チャガ摂取から3週間目には、全員の患者が退院しました。

ＩＧＦ－１には胃潰瘍も改善する作用があるので、この結果は当然のものと考えられます。

また、チャガの胃潰瘍改善効果は、胃潰瘍の代表的な治療薬であるＨ２－ブロッカーのそれよりも高いものでした。

胃潰瘍は、春と秋の、季節の変わり目に再発しやすいので、退院後の患者に、春と秋のそれぞれ１カ月間、チャガを少量摂取してもらい、10年間、これらの患者の臨床経過を観察しました。

当時、**胃潰瘍の20～25パーセントは、胃がんを発症するということが判明していたのですが、チャガを摂取したこれらの胃潰瘍の既往のある１５０人の患者では、一人も胃潰瘍や胃がんの発症が見られませんでした。**

このように、チャガには、抗がん作用に加えて、がん予防効果があることが証明されましたが、おそらく、これらの効果発現には、チャガの持つＩＧＦ－１増加作用が重要に寄与しているものと考えられます。

# チャガの育毛効果

## ●抗がん作用を有するチャガに育毛効果があった！

ＩＧＦ－１を増やす、β－グルカンやポリフェノールを含むチャガには、抗がん作用やがん予防効果があることが判明しましたが、当然、育毛効果も期待できるはずです。

そこで、著者は、チャガが育毛効果を発揮して、脱毛症治療に有用かどうかを検討してみました。

## ●チャガの飲用で、男性型脱毛症が改善！

まず、脱毛症の治療を何も受けていない、男性型脱毛症の50代の男性にチャガを朝晩の食前に飲んでもらい、薄毛に対するチャガ飲用の効果を見ました（次ページ写真18）。

写真に見られるように、チャガ飲用前に比べて、飲用1カ月後、2カ月後では、頭頂部の毛が徐々に太くなって、地肌の露出が減っていることがわかります。

写真18　50代、男性、男性型脱毛症

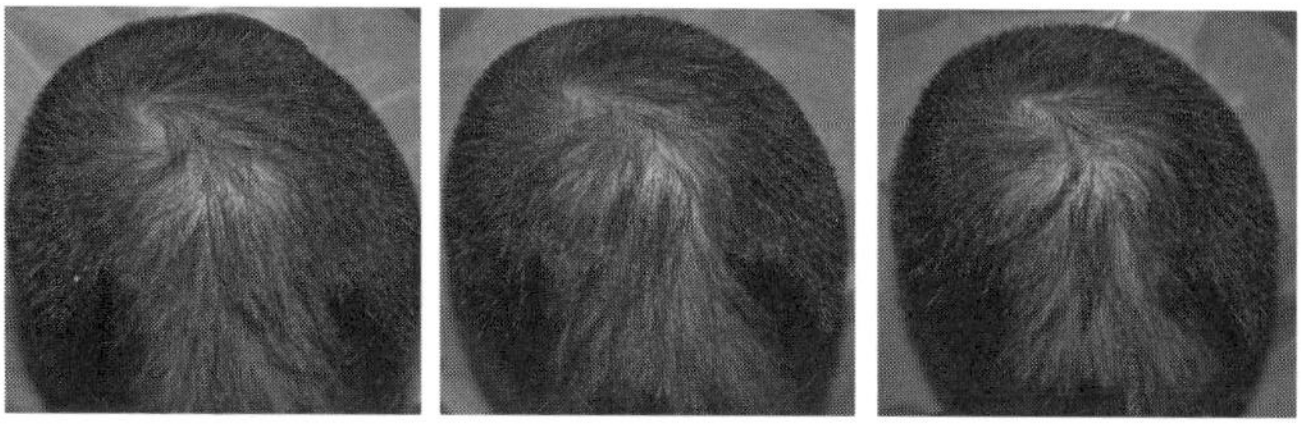

チャガ飲用前　　チャガ飲用 1カ月後　　チャガ飲用 2カ月後

## ●チャガの併用で男性脱毛症や円形脱毛症の治療効果がアップ！

前述のように、重症円形脱毛症のほとんどは、既存の皮膚科治療では治らず、カプサイシンやイソフラボン、そしてセファランチンの併用によるＩＧＦ－１を増やす治療でのみ改善します。

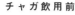

次ページ写真19は、30代の男性型脱毛症の男性の頭部写真です。

カプサイシンやイソフラボンのサプリメントに加えて、アボルブという男性型脱毛症の治療薬を用いて、治療していましたが、チャガを併用すると、その前の3カ月間より、併用後の3カ月間のほうが、改善が、より高く

**写真19　30代、男性、男性型脱毛症**

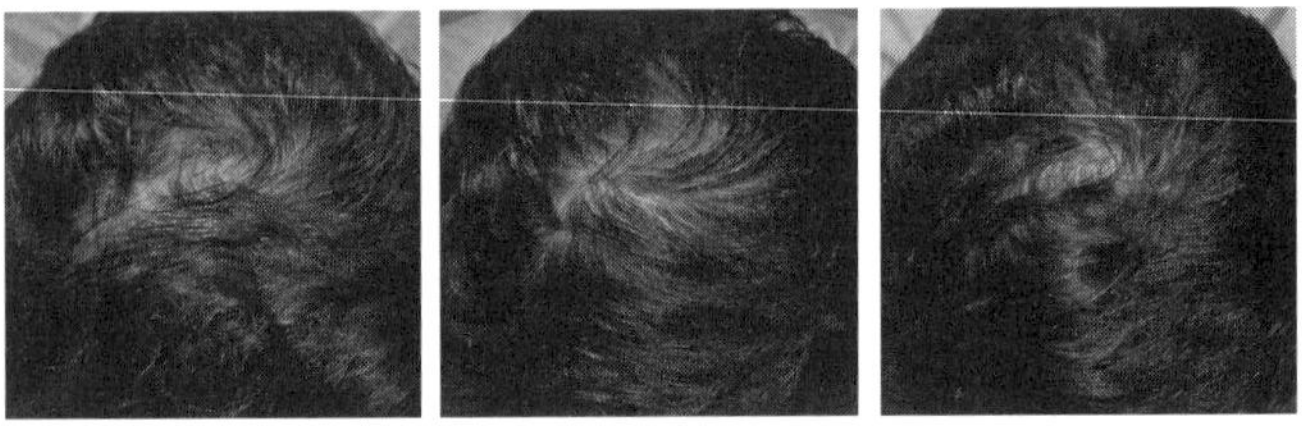

チャガ併用
3カ月前

チャガ併用
直前

チャガ併用
3カ月後

なっています。

次ページ写真20は、円形脱毛症を発症した20代の男性の頭部写真です。

この男性は、カプサイシンやイソフラボンなどのサプリメントと大量のセファランチンで治療され、改善していましたが、写真からわかるように、途中からチャガを併用すると、チャガを併用する前の1カ月間の改善に比べて、チャガを併用した後の1カ月間の改善が、明らかに、より著明になっています。

次ページ写真21は、重症の円形脱毛症の20代女性の頭部写真です。

この女性も、カプサイシンやイソフラボン

**写真20　20代、男性、円形脱毛症**

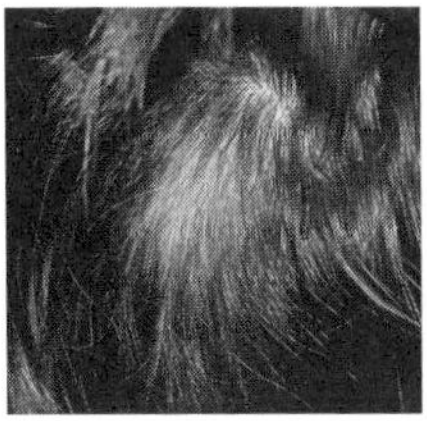

チャガ併用
1カ月前

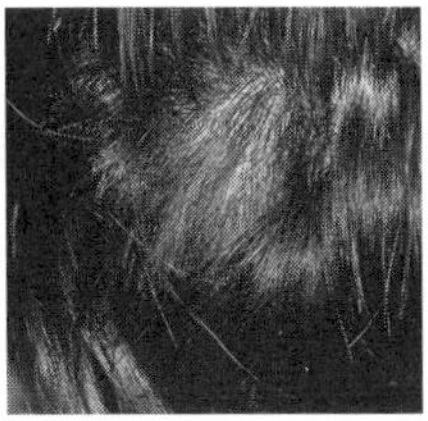

チャガ併用
直前

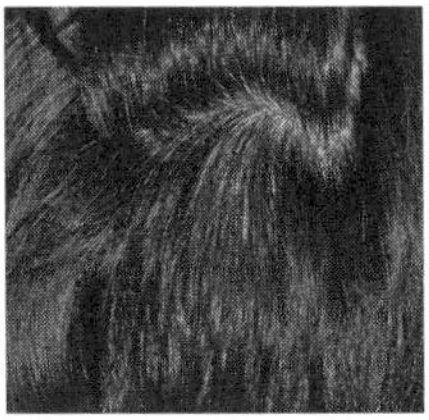

チャガ併用
1カ月後

**写真21　20代、女性、円形脱毛症**

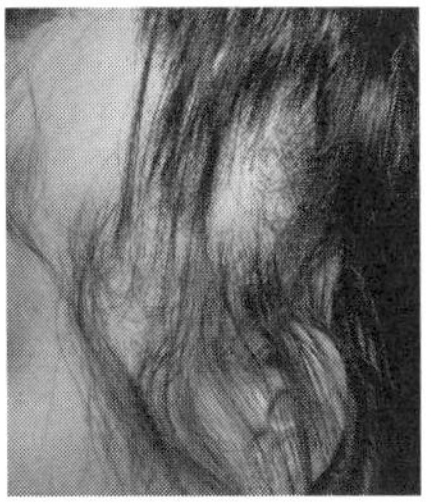

チャガ併用
2カ月前

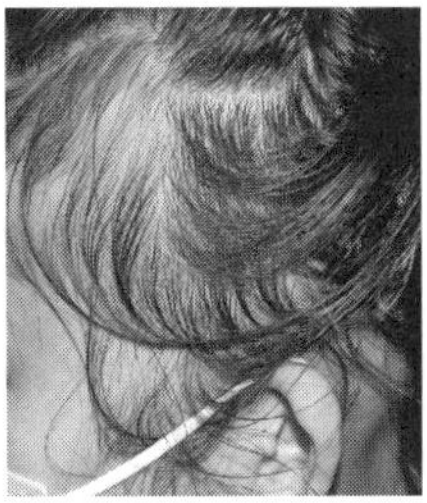

チャガ併用
直前

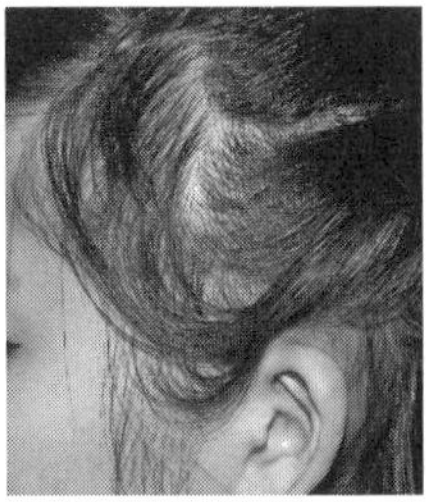

チャガ併用
2カ月後

などのサプリメントと大量のセファランチンで治療されていましたが、十分な治療効果が出るのに、その他の症例よりも時間がかかっていました。そこで、チャガを併用すると、急速に改善し始め、写真でわかるように、チャガ併用前の2カ月間の治療効果に比べて、チャガ併用後の2カ月間の改善が、明らかに著明になっています。

次ページ写真22は、円形脱毛症の中の最重症型で、頭髪のみならず、体毛まで、すべて抜けてしまう汎発性脱毛の40代男性の頭部写真です。

前ページ写真21の症例と同じ内容で、IGF－1を増やす治療を行って、頭部には産毛が少し生えてきましたが、チャガを併用すると、併用前に比べ、産毛の増える速度が大きくなっていることがわかります。同様の結果が全頭脱毛の10代女性の治療においても認められました（次ページ写真23）。

このように、IGF－1を増やして、免疫調整作用を発揮することで、がんの病態を改善すると考えられるチャガは、やはり、IGF－1を増やして、脱毛症治療にも有用であることが判明しました。

**写真22　40代、男性、汎発性脱毛**

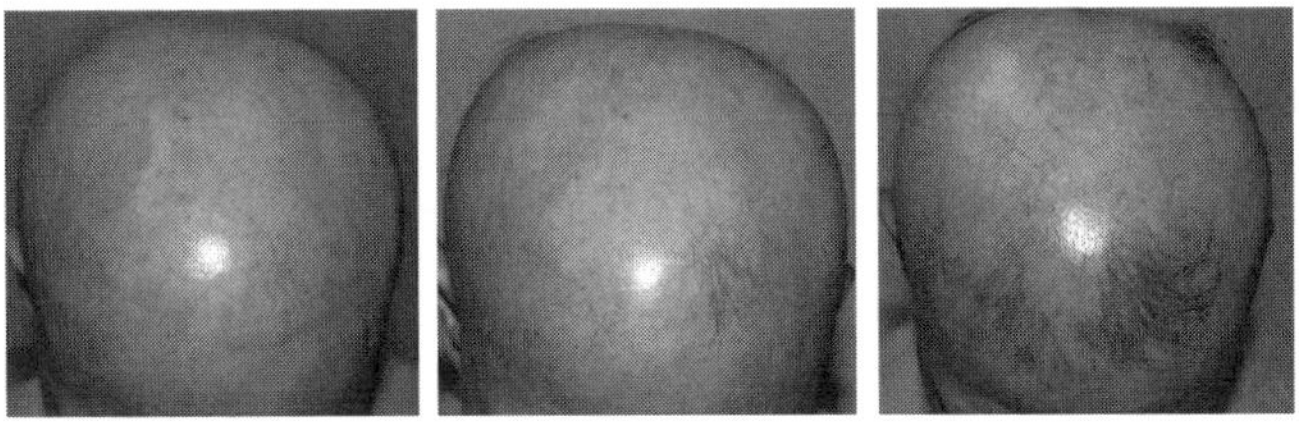

チャガ併用 3カ月前　チャガ併用 直前　チャガ併用 3カ月後

**写真23　10代、女性、全頭脱毛**

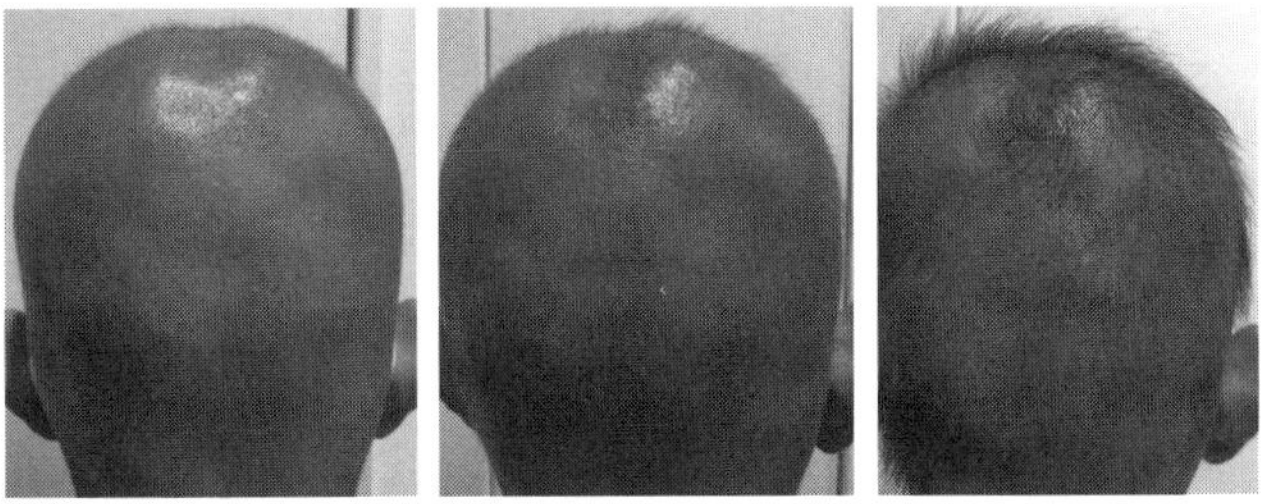

チャガ併用 3カ月前　チャガ併用 直前　チャガ併用 3カ月後

## カンナビジオールとは？

20世紀初頭には、大麻の医薬品としての重要性は議論されませんでしたが、１９９０年代から、大麻は再び脚光を浴びて、がんやいくつかの重症疾患の治療に用いられ始めました。

大麻は、５００以上の化学的、または生物学的に活性のある成分を含んでいます。これまでに、60以上の物質がカンナビノイドという名前で知られています。

カンナビノイドは、テルペノフェノールという共通した構造を持っており、これらの物質の中で、δ－9－テトラヒドロカンナビノイド（ＴＨＣ）とカンナビジオール（ＣＢＤ）についての研究が盛んに行われています。

このうち、ＣＢＤではなく、ＴＨＣに向精神作用があり、ＴＨＣ／ＣＢＤ比が高い成分は、マリファナとして知られており、多幸性作用、リラックス作用、そして抗不安作用を発揮しますが、ＣＢＤ／ＴＨＣ比の高い成分は、軽度の鎮静作用を有するのみです。

**●カンナビジオールは、カプサイシンと同じく、知覚神経を刺激する**

前述のように、著者は、知覚神経のカプサイシン受容体を刺激するとＩＧＦ－１が増えることを見いだしました。

興味あることに、**ＣＢＤは知覚神経のカプサイシンの受容体を活性化することが判明しており、この事実は、ＣＢＤはＩＧＦ－１を増やし、脱毛症やがんの病態を改善する可能性**を強く示しています。

## カンナビジオールの抗がん作用

**●シャーレの中の実験では、直接、がん細胞を傷害**

カンナビノイドの炎症を抑制する作用、また、がん細胞の増殖を抑える作用に基づいて、植物由来のカンナビノイドの研究が、その抗がん剤への応用のために進められています。

ＣＢＤは植物由来のカンナビノイドで、カンナビノイド受容体との相互作用により、抗けいれん作用、抗不随意運動作用、抗不安作用、抗嘔吐作用、及び神経保護作用などを発揮すると考えられています。ＣＢＤは、正常組織では活性酸素種や炎症性サイトカインの産生を抑制して抗炎症作用を発揮しますが、がん細胞では活性酸素種の産生を増加させて、細胞傷害性に作用することが判明しています。

**シャーレの中の研究では、ＣＢＤはがん細胞の細胞分裂を停止させて、その増殖を抑制し、また、がん細胞の細胞死を誘導し、その転移能も低下させること**が判明しています。

## ●カンナビジオールで、がんの病態が改善し、肺がんが消失

シャーレの中の実験では、ＣＢＤは、直接、がん細胞を傷害する作用が認められましたが、臨床的には、**ＣＢＤは抗がん剤治療に伴う嘔吐を抑え、食欲増進、鎮痛、及び不眠の改善などの効果を発揮すること**が報告されています。

さらには、**ＣＢＤのみの摂取で、副作用なく肺がんが消失したという症例の報告もあり、これらの臨床的な効果はＣＢＤのＩＧＦ－１増加を介した作用による可能性が高い**と考えられます。

## カンナビジオールの脱毛症治療効果

カンナビジオールが、カプサイシンと同じく、知覚神経を刺激する作用があることから、**CBDがIGF－1を増やして、免疫調整作用に加えて、育毛効果をも発揮する可能性が高い**と考えられます。

予想通り、以下のような脱毛症の治療効果が見られました。

### ●20年以上育毛サロンでの施術が無効であった男性型脱毛症が改善

カンナビジオールの育毛効果を調べるために、カプサイシンやイソフラボンなどのサプリメントを使用して、IGF－1を増やす治療を受けている患者さんに、さらに、カンナビジオールを併用して、その効果を併用前と併用後の同じ期間で比較してみました。

次ページ写真24は、難治の男性型脱毛症の40代男性の頭部写真です。

この男性は、20年以上、街中の育毛サロンに通いましたが、一向に治療効果があらわれ

写真24　40代、男性、男性型脱毛症

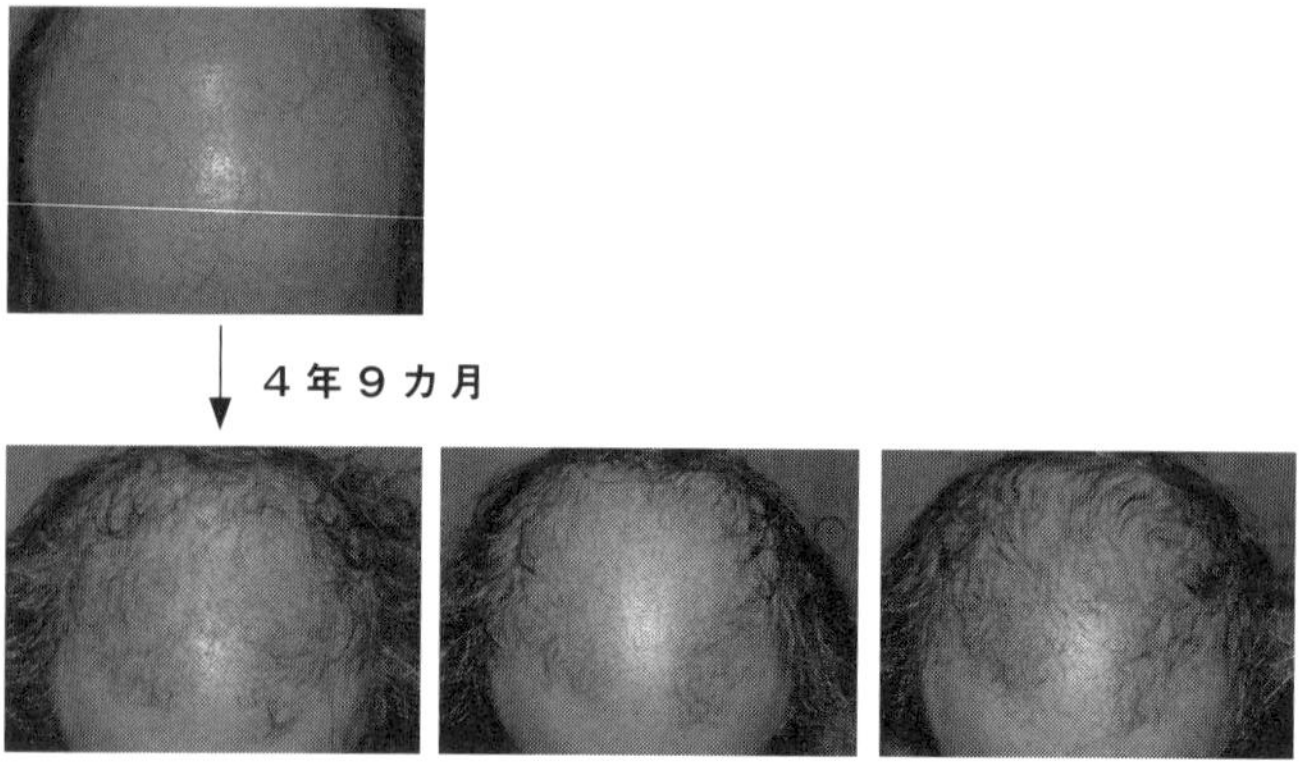


CBD併用6カ月前　CBD併用直前　CBD併用6カ月後

ませんでした。

確かに、この男性は、治療に対する反応が低く、治療4年9カ月後で前頭部に産毛が生えてきましたが、それ以上に伸びませんでした。

そこで、**カンナビジオールを摂取してもらったところ、その摂取6カ月後では、摂取前の6カ月間に比べて明らかな産毛の増加**が見られました。

### ◎難治の円形脱毛症や最重症の汎発性脱毛も改善!

次ページ写真25は、多発型の円形脱毛症の10代女性の頭部です。

治療前は、頭部に大きな脱毛斑があり、カ

写真25　10代、女性、円形脱毛症

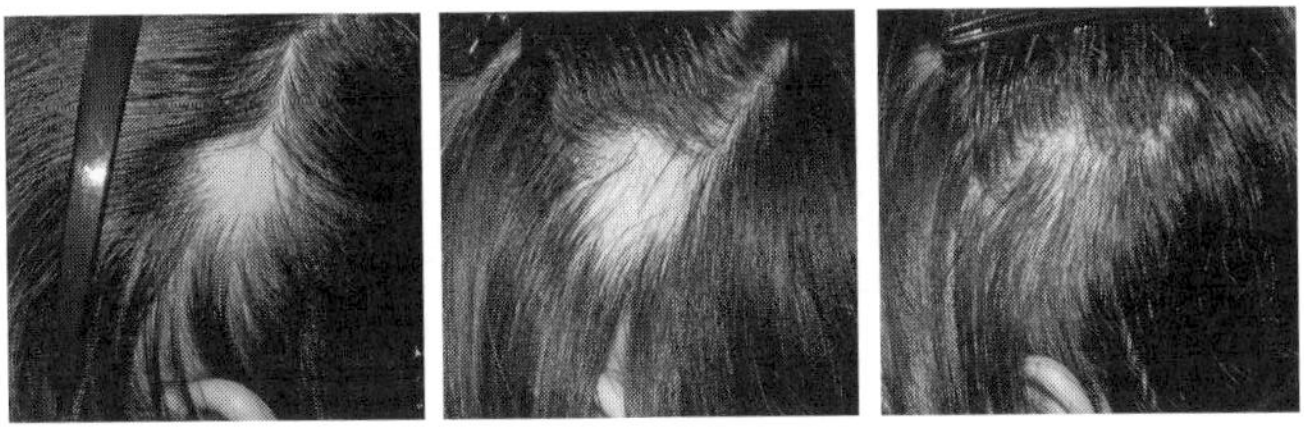

CBD併用2カ月前　CBD併用直前　CBD併用2カ月後

プサイシンやイソフラボン、セファランチンなどの投与により、その3年半後には、かなり改善しました。

ところが、やはり、治療に抵抗する脱毛斑があり、その部分は、なかなか改善しませんでした。

そこで、**カンナビジオールを併用すると、併用2カ月後には、併用前の2カ月間に比べて明らかな改善**が見られました。

次ページ写真26は、多発型の円形脱毛症を発症した20代男性の頭部です。

この患者さんの場合も、大きな脱毛斑ではなかったのですが、治療にあまり反応がよくなかったので、カンナビジオールを併用しま

**写真26　20代、男性、円形脱毛症**

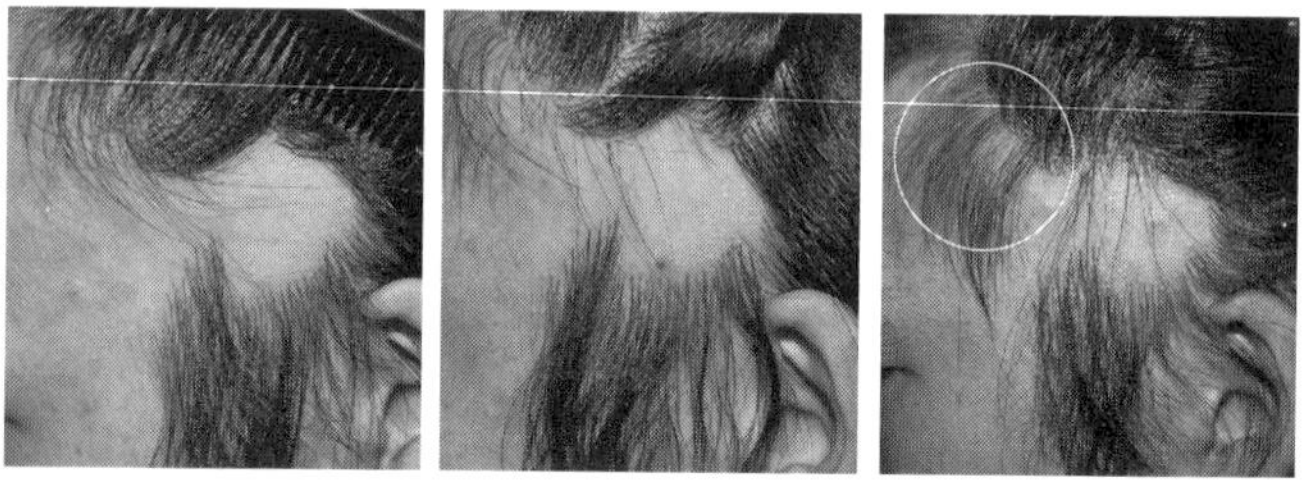

CBD併用２カ月前　CBD併用直前　CBD併用２カ月後

した。

その結果、**併用前2カ月間の治療では、まったく毛が生えてこなかった左側頭部前方の脱毛部分に、併用の2カ月後には新たに産毛が生えてきました。**

次ページ写真27は、円形脱毛症の最重症型である、全身の毛が抜けてしまう汎発性脱毛の20代女性の頭部です。

長年の治療でも、産毛は生えてくるのですが、間違って脱毛する風邪薬などを飲んで抜けてしまうなどを繰り返していました。

そこで、**カンナビジオールを併用すると、併用前6カ月間の治療では、産毛はまったく生えなかったのですが、併用6カ月後には生**

**写真27　20代、女性、汎発性脱毛**

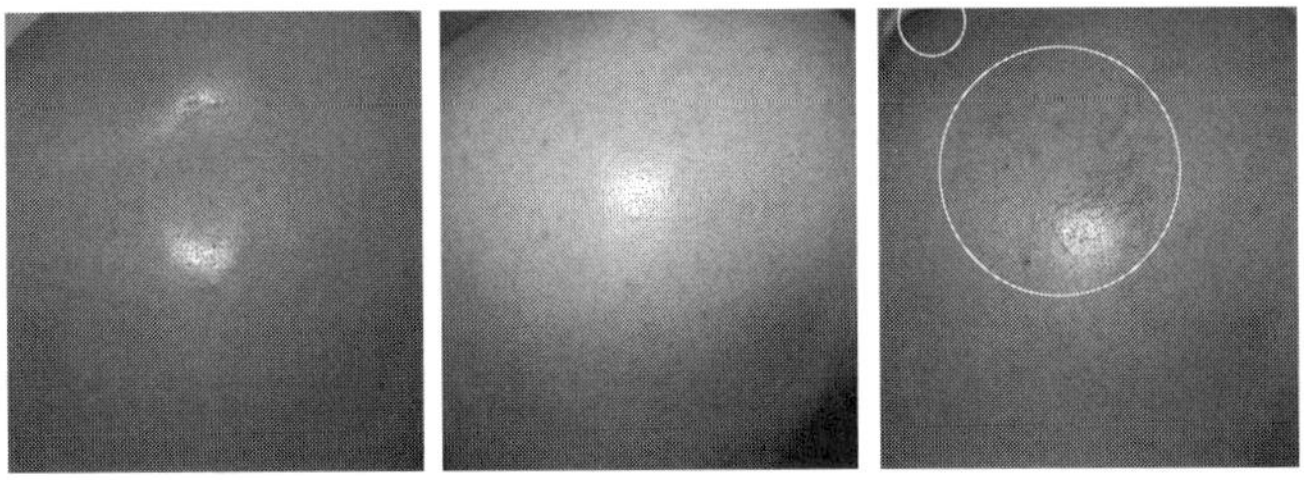

CBD併用６カ月前　　CBD併用直前　　CBD併用６カ月後

**えていなかった頭頂部と後頭部右側上方に産毛が生えてきました。**

次ページ写真28は、汎発性脱毛の50代女性の頭部です。

**カンナビジオール併用前の3カ月間の治療では、まったく産毛は生えてこなかったのですが、併用して3カ月後には前頭部に産毛が生えてきたこと**が、確認されました。

このように、**カンナビジオールには、脱毛症の改善効果があることが判明しました。カンナビジオールに知覚神経を刺激する作用があることから、この物質は、ＩＧＦ－１を増やして脱毛症を改善している可能性が高い**と考えられます。

写真28　50代、女性、汎発性脱毛

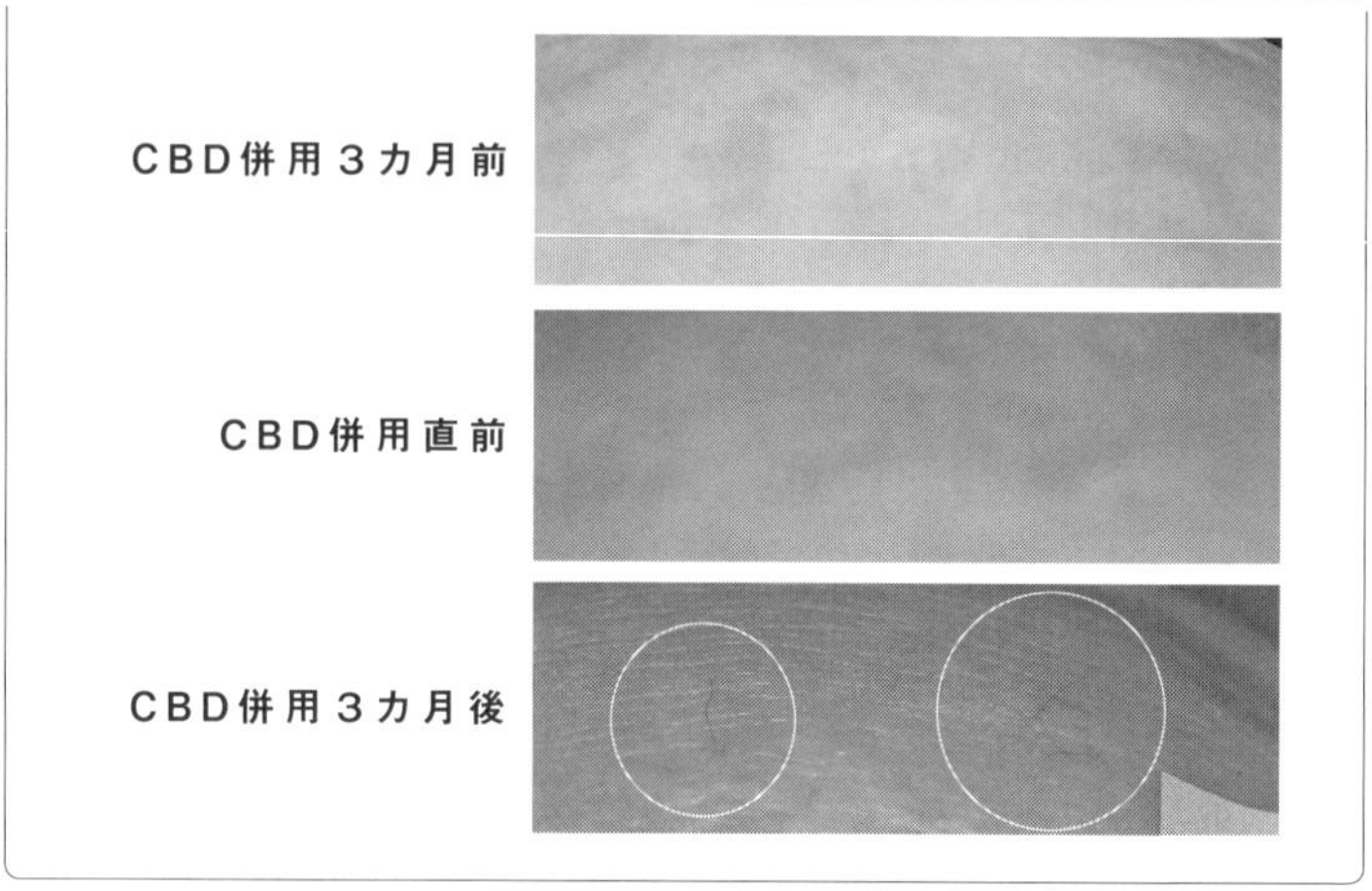


これらの事実は、**カンナビジオールの持つ、がんの病態改善効果も育毛効果も、ＩＧＦ－1を増やすことで発現している可能性**を示しています。

# 第 6 章

# 脱毛症治療でがんやポリープが消えた！

本書の「はじめに」でお伝えしたように、私の患者さんで、ＩＧＦ－１を増やす治療により、女性2人で乳がんが消失し（うち1人は、後述のように、二度、乳がんの陰影が消失し、もう1人は、乳がん細胞が消失）、また、別の女性では、左に親指の爪にできた悪性黒色腫と思われる病変が消失、さらに、男性1人で、長年確認されていた胃のポリープが消失しました。以下に、これらの患者さんの、詳しい経過を述べます。

## セファランチン、そしてチャガの併用で、乳がんを疑う陰影が二度も消失、細胞診も陰性に！

20代後半の女性は、健康診断で、マンモグラフィー上、乳がんと思われる陰影が確認されました。

この女性に、1日20ミリグラムのセファランチンを服用してもらいました。その結果、乳がんと思われる陰影が、約1カ月で消失しました。

この女性は、その後、セファランチンは服用していませんでした。ところが、この女性に、その4年後、人間ドックで再び、マンモグラフィーで、カテゴリー3に分類される乳がんを疑わせる陰影が検出されました。

年齢も30代となり、二度目の乳がん疑いということなので、このときにはセファランチンの服用量を1日80ミリグラムに増やし、また、チャガを併用しました。

その約1カ月後に精査を受け、再び、乳がんを疑わせる陰影が消失しました。

担当医が、その陰影の消失を信じられないので、細胞診まで行い、その消失を検証しました。

その結果、細胞診でも、がん細胞はまったく検出されませんでした。

この担当医も、乳がんと思われる陰影の消失に驚き、その女性の父親に、「あの陰影は、いったい何だったのか」と驚いていたそうです。

## カプサイシン、イソフラボン、タキシフォリン、そして大量のセファランチン、及びチャガによる円形脱毛症治療で、乳がんが消失！

40代の女性は、円形脱毛症治療のために、ＩＧＦ－１を増やすカプサイシン、イソフラボンなどのサプリメント、１日１５０ミリグラムのセファランチン、さらにチャガを服用

写真29　40代、女性、多発型円形脱毛症

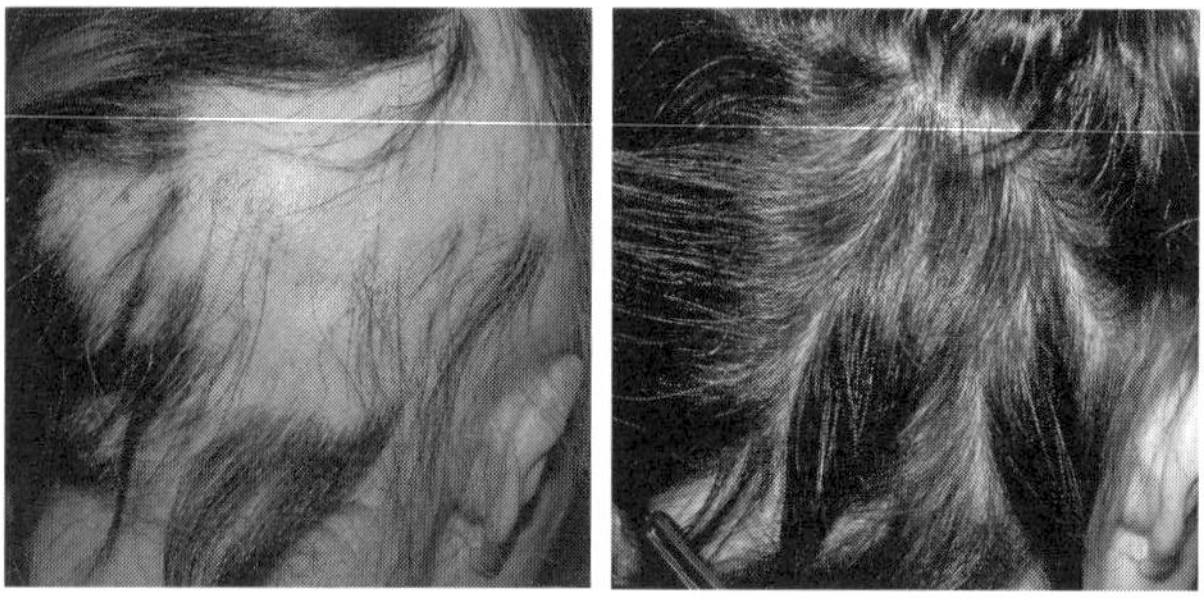

治療前　　治療1年1カ月後

しました。

　そして、円形脱毛症は、治療1年1カ月後に、著明に改善しました（写真29）。

　この女性は、円形脱毛症の治療を開始して6カ月後に、健康診断のマンモグラフィー検査で、直径6ミリの乳がんを疑う陰影が見つかりました。

　そして、その5カ月後の再検査で、その陰影の大きさが10ミリになっていたので、手術をすすめられました。その2カ月後に、手術を予定した病院で細胞診が行われ、悪性の診断が出ました。

　そして、さらに、その1カ月後、術前の検査として病理組織診断が行われると、今度は良性の診断（乳管内乳頭腫という良性腫瘍）

で、がん細胞が消えていました。

もちろん、これらの期間中、円形脱毛症の治療は行われており、良性の診断が出た時点で、前ページ写真29に示すように、円形脱毛症も著明に改善しており、この女性では、IGF－1は十分に増加していたと考えられます。

## カプサイシン、イソフラボン、タキシフォリン、そして大量のセファランチンで、円形脱毛症も改善し、悪性黒色腫疑いの病変が消失！

私の患者さんである10代の女性は、幼稚園のときに円形脱毛症を発症しました。皮膚科で5年間治療しましたが治らず、2年間は放置していました。そして、カプサイシンとイソフラボンを含むサプリメントと大量のセファランチンで治療を開始すると、産毛が生えてきて、治療2年2カ月後には、一部の未改善部分を残して、ほぼ治癒しました（次ページ写真30）。

治療1年4カ月後ごろから、左手の親指の爪に、幅3～5ミリメートルくらいの黒い線状の色素沈着があらわれ、治療1年9カ月ごろには黒色が強くなってきました。皮膚科を

**写真30　10代、女性、多発型円形脱毛症と悪性黒色腫疑い**

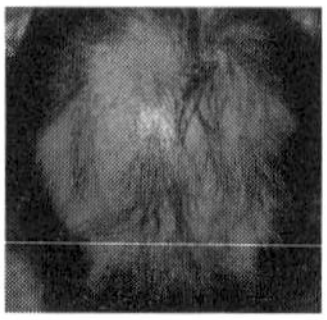

治療前

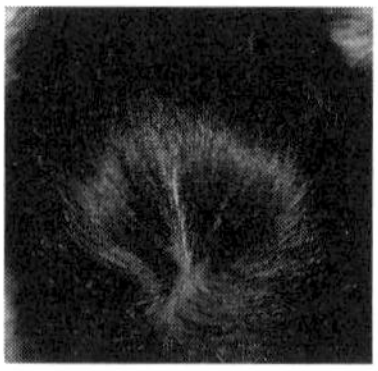

治療2年2カ月後

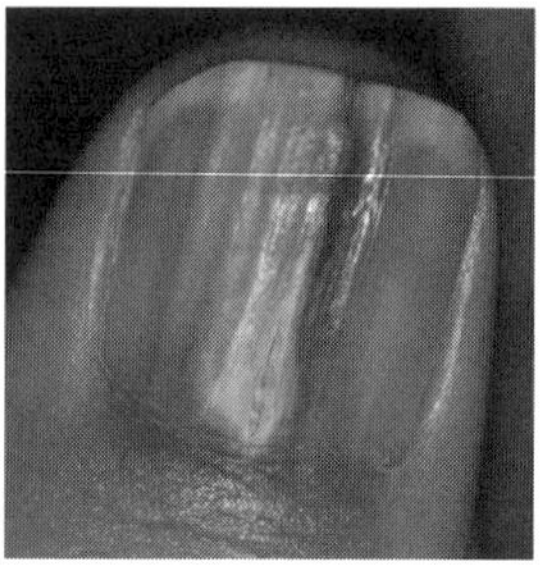

黒色線状発現から、
10カ月後
（脱毛症治療2年2カ月後）

受診すると、医師から、悪性黒色腫の疑いがあると言われて、3カ月後に再診となりました。ところが、ちょうど、その3カ月後の治療2年2カ月後には、爪の色素が薄くなり、その部分が割れて、下から新しい爪が出てきました（写真30）。

その9日後に、皮膚科を受診すると、医師から、新しい爪ができており、そこには色素沈着がないから良性のものだろう、と言われたそうです。しかし、爪に、これだけのメラニンが沈着することは、普通では考えられず、初診の皮膚科医師が診断したように、悪性黒色腫であった可能性が高いと考えられます。すなわち、いったん起こった悪性黒色腫が、脱毛症治療で増えたＩＧＦ－１により改善した可能性が考えられます。ちなみに、前述のように、ＩＧＦ－１を増やすセファランチンは、化学療法との併用で悪性黒色腫の原発巣と転移巣を消失させたという報告もあります。

## カプサイシン、イソフラボン、そして大量のセファランチンによる脱毛症治療で、胃のポリープが消失！

カプサイシンとイソフラボンに大量のセファランチンを併用した円形脱毛症の治療で、円形脱毛症の改善とともに、胃のポリープが消失した症例が経験されました。

円形脱毛症の40代の男性は、カプサイシン、イソフラボンを含むサプリメント、そして１日１５０ミリグラムのセファランチンの服用で、治療１年後には円形脱毛症が著明に改善しました（次ページ写真31）。

この時点で、この男性の体内では、ＩＧＦ－１が十分に増えていたと考えられます。ちょうど、そのときに受けた胃内視鏡検査で、それまでの3年間に胃の透視で認められていた2個のポリープが消失したことが確認され、また、医師から胃の粘膜がきれいだと

写真31　40代、男性、円形脱毛症

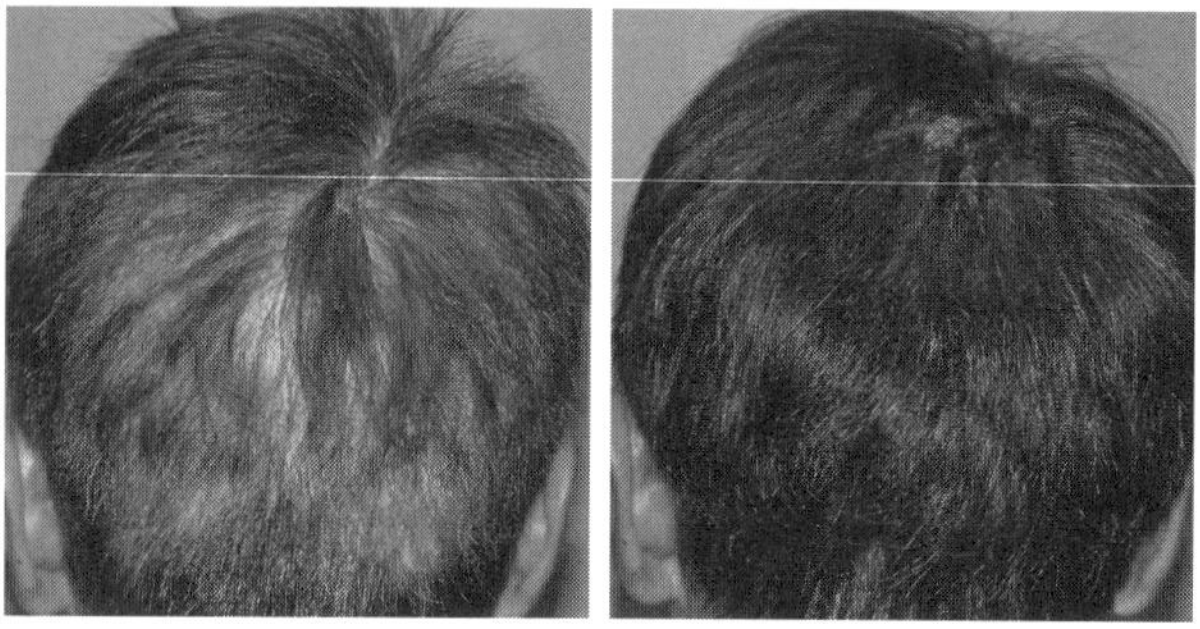
治療前　　治療11カ月後

言われました。

胃のポリープは良性の腫瘍ですが、時にがんの発生母地になることもあります。

カプサイシン、イソフラボン、そしてセファランチンで、このような胃のポリープが消失したことも、この組み合わせによるIGF－1を増やす治療で、がんが改善する可能性を示すものと言えます。

ちなみにIGF－1を増やすチャガの飲用でも、胃のポリープが消失したことが確認されています。

第　7　章

# 統合医療で用いられる鍼灸、断食、そして温泉浴の治療メカニズムにも、ＩＧＦ－１が重要！

## 意外な方法で、ＩＧＦ－１が増える！

がんの統合医療では、生薬の服用以外にも、鍼灸、断食、さらに温泉浴などが用いられます。著者の研究で、これらの治療効果の発現においても、ＩＧＦ－１が重要であることが判明し、カプサイシンとイソフラボンの摂取に加えて意外な方法でＩＧＦ－１が増えることがわかりました。

## 鍼灸で刺激するツボは、まさに知覚神経！

**●がんの統合医療には、鍼灸治療や温泉療法が用いられることがある。また、円形脱毛症の治療に、鍼灸治療が行われることもある**

鍼灸治療とは、２０００年以上の歴史を持ち、鍼を体に接触または刺入したり、艾《もぐさ》を皮膚の上で燃やしたりする治療法で、経穴《けいけつ》、いわゆるツボを刺激する治療です。

ツボというのは、圧迫すると痛みを感じる部位、まさに知覚神経であり、そのネットワークが経絡《けいらく》と考えることができます。

まさに、**鍼、艾による、それぞれ物理的な、また温熱による知覚神経刺激は、ＩＧＦ－１が増やして、それらの効果を発揮する**と考えられます。

### ●鍼灸治療は、がんの病態改善効果を発揮し、ＩＧＦ－１を増やす治療との相乗効果が期待できる

**鍼灸治療は、抗がん剤治療や手術後の副作用である嘔気や嘔吐、さらに神経症状を軽減すること**が報告されています。鍼を通じて電気を流す電気鍼という治療法もあります。

**鍼灸治療は、円形脱毛症でも効果が見られる場合があり、**円形脱毛症を治療中の私の患者さんの一人が、電気鍼治療も受けていました。

その方の話では、**知覚神経を刺激して、ＩＧＦ－１を増やす治療を開始したところ、担当の鍼灸師の方が、今までよりも低い電圧で治療できるようになった**と言われたそうです。

この事実は、ＩＧＦ－１を増やす治療と鍼治療が、相乗効果を示していることを示唆して

おり、**鍼灸治療もIGF－1を増やして効果を発揮している**可能性が判明しました。

## 断食効果のメカニズム：断食で増えてくるケトン体がIGF－1を増やす！

### ●断食でIGF－1が増えるメカニズム

断食が健康維持によいことは広く知られており、メタボの患者さんでは、肥満、糖尿病、そして高血圧の改善、さらに、てんかんの患者さんでは、発作の程度の軽減などの効果が知られています。

そして、がんの患者さんでも、化学療法に伴う全身倦怠感や消化器症状の改善、さらに、血小板や赤血球の減少の抑制などの効果が報告されています。

では、なぜ、断食で、このような効果があらわれるのでしょうか？

### ●断食は、なぜ、体にいいのか？

太古の昔、人は長期間、飢餓状態の中で暮らしていましたが、その後に、常時、食べものがある環境で暮らし始めました。

すなわち、人は２００万年間は狩猟生活をしており、その間、飢餓状態をたびたび経験していました。

その後、農業が行われるようになり、食物をコンスタントに得られるようになりました。

しかし、農業が始められてから、まだ1万２０００年しか経たっていないのです。

このように、飢餓状態に暮らした時間に比べると、食糧が常にある環境で暮らした時間はきわめて短く、このことは、人が後者の状態には、まだうまく適応していないことを示唆しています。

このような食物が常にある環境への不適応が、人に、いろいろな病気を起こしているという考えが断食をすすめる背景にあります。

すなわち、断食により、本来、適応していた環境に人の体を戻してやれば、いろいろな病気が改善するであろうと考えられているのです。

## ◎断食の治療効果にもＩＧＦ-１が重要に関与

前述の断食の治療効果は、ＩＧＦ－１の効果で説明できます。

すなわち、ＩＧＦ－１はインスリンの効き目を上げ、血管を拡張することで、糖尿病や高血圧を改善します。

また、ＩＧＦ－１は胃腸の働きをよくし、免疫力も上げ、造血も促進するので、抗がん剤による食欲不振や貧血、さらに血小板減少をも改善します。

そして、ＩＧＦ－１の鎮静効果により、てんかんの発作も軽減されると考えられます。

断食をすれば、体内でいろいろな物質代謝の変化が起こりますが、これらは断食によって食物が入ってこなくなったことを代償する体の反応です。

これらの中で、**ＩＧＦ－１を増やす反応には、ケトン体という物質の増加が重要**です。

人は、摂取した糖質（ブドウ糖）を、インスリンの作用で細胞内に取り込ませ、エネルギー源として利用します。

しかし、インスリンの作用不足で起こる糖尿病の重症化の場合、または、絶食による糖質制限などで糖質がエネルギー源とならなくなると、その代わりに、脂肪がエネルギー源として利用され始めます。

このときに、肝臓で脂肪が分解されて、ケトン体という物質ができてきます。

**ケトン体が、カプサイシンのような、知覚神経を刺激する作用を有していること**が判明しており、この事実は、断食ではケトン体がＩＧＦ－１を増やし、その治療効果を発現させている可能性を強く示します。

## ◉ケトン体の原料である中鎖脂肪酸の摂取でも、断食と同じ効果が期待される

脂肪の中でも、中鎖脂肪酸はケトン体を効率良く増やします。

ケトン体の原料となる中鎖脂肪酸は、ココナツオイルに多く含まれています。

一時、健康や美容のために、ココナツオイルを食べることがブームになったことがありますが、ココナツオイルの効果も、ＩＧＦ－１が増えるために起こるものです。

ケトン体を生成しやすい食事をケトン食と言います。

中鎖脂肪酸を含むケトン食は、経口摂取すると、胃腸の知覚神経を刺激して全身のＩＧＦ－１を増やします。

これらの事実は、ケトン食は断食と同じ効果を発現させるので、当然、がんの病態改善にも有用と考えられます。

事実、中鎖脂肪酸は、がん患者さんの病態改善のために臨床応用されています。

## ◉糖質制限食とケトン食の組み合わせで、がん細胞の増殖を抑制

中鎖脂肪酸を含む脂肪のエネルギーへの変換は、細胞内のエネルギー工場であるミトコンドリアという器官で行われます。

がん細胞は、正常細胞と異なり、ミトコンドリアが非常に少ないので、中鎖脂肪酸は正常細胞だけのエネルギー源になります。

インスリンは、がん細胞の増殖を促進することが知られています。

糖質を大量に摂取すると血糖値が上昇し、インスリンの分泌が高まります。

したがって、糖質制限は、インスリンの分泌を減らすことで、がん細胞の増殖を抑制することができます。

これに加えて、ケトン食でＩＧＦ－１を増やすと、ＩＧＦ－１の作用によっても血糖が下がるので、この機序によっても、インスリンの分泌をさらに抑制し、インスリンを節約することになります。

このように、糖質制限食とケトン食の組み合わせは、がん細胞のエネルギー源（糖質）を減らす一方で、正常細胞のエネルギー源（ケトン体）を確保し、さらに、がん細胞の増殖をうながすインスリンの分泌を抑え、かつ、免疫力を上げるＩＧＦ－１を増やします。

これらの結果、この食事療法は、がん細胞の増殖を抑制することになります。

断食では、結果として、糖質の制限とケトン体の増加が期待されるので、前述の機序で、がん患者さんの病態を改善する可能性が高く、また、この効果にもＩＧＦ－１が深く関与していることになります。

## 温泉浴で全身のＩＧＦ－１が増える！

### ●がんの病態を改善させる温泉は、知覚神経を刺激する酸性泉

温泉の中にも、がんに効くと言われているものがあります。**秋田県にある玉川温泉もその一つで、この温泉は、手術が不可能になったがん患者さんなどが、長期の湯治に訪れることでも有名**です。

また、草津温泉は、がんに限らず、病気を癒やすことで有名です。このような、いわゆる**湯治力の高い温泉に共通している泉質が酸性泉**なのです。温泉のｐＨは、玉川温泉で１・２、草津温泉で１・７、その他の名湯と呼ばれる川湯温泉で１・４、そして、蔵王温

泉で１・３です。知覚神経は、酸性で刺激されやすく、また同時に、温熱でも刺激されることを考え合わせると、**酸性の温泉が、中性やアルカリ性の温泉に比べて、皮膚の知覚神経を刺激しやすく、そのために、体内のＩＧＦ－１を増やしやすい**ことになります。

実際に、**マウスを玉川温泉水につけると、全身のＩＧＦ－１が増えること**も確認できました。

このように、〝**知覚神経を刺激すれば、ＩＧＦ－１が増える〟という発見は、鍼灸治療や湯治のメカニズムをも説明しうる**のです。

第 8 章

# ＩＧＦ－１を増やす治療で、薄毛やがん以外にも、こんな病気が改善する！

### ◉さまざまな病気を改善するＩＧＦ－１

ＩＧＦ－１には、育毛効果や免疫調整作用以外にも、多くの病態を改善する効果があります。したがって、**ＩＧＦ－１を増やす治療では、脱毛症やがん以外の病態をも改善します。**

実際に、カプサイシンとイソフラボンなどを中心にしたＩＧＦ－１を増やす治療で、以下のような病気も改善しました。

## 増え続けるうつ病

日本では、１００人に3～7人という割合で、うつ病を経験した人がいるという調査結果がありますが、うつ病で悩む人の数は急速に増えています。

**ＩＧＦ－１は、脳の海馬という組織の神経細胞を活性化し、再生することで、認知機能やうつ症状を改善すること**が知られています。

実際に、**カプサイシンをマウスに投与すると、海馬のＩＧＦ－１濃度の上昇とともに、神経細胞が再生し、認知機能やうつ症状の改善が見られました。**

カプサイシンとイソフラボンの薄毛に対する治療効果を検討する臨床研究の際に、カプサイシンとイソフラボンのサプリメント（31名）に加えて、偽薬のサプリメント（17名）も用いて、育毛効果発現における心理的効果の影響も、同時に検討しました。

この検討では、カプサイシンとイソフラボンを服用した5名と偽薬を服用した3名に、服用前にうつ症状が見られました。

これらの人たちの、うつ症状の変化を解析してゆくと、**カプサイシンとイソフラボンを服用した5名全員で、服用5カ月後に、うつ症状の改善が見られました**が、偽薬を服用した3名では、比較的、服用前のうつ症状の軽かった1名だけが改善したにすぎませんでした。

この1名は、偽薬を飲んでいるとは知らないので、偽薬を飲んで薄毛が治るかもしれないという期待感が、うつ症状を改善させたのかもしれません。

事実、偽薬を服用した17名中2名にも育毛効果が見られました。

**心の持ちようでも、ＩＧＦ－１が増えることがあるのでしょう（プラシーボ効果）**。また、近年、出産後の10人に1～2人発症し、社会問題にもなっている産後うつも、出産に伴う女性ホルモンの急激な減少によるＩＧＦ－１低下が、その発症に関わっていると考えられ、ＩＧＦ－１を増やす治療で改善する可能性があります。

## 患者数の多い生活習慣病である本態性高血圧

高血圧は、わが国では4000万人以上もいるという、もっとも患者数の多い生活習慣病です。その多くは、はっきりとした原因がわからない本態性高血圧で、脳卒中、心臓病、及び腎臓病の原因になりうる病気です。

**IGF－1には、血管拡張作用や心臓の働きをよくする作用があるので、IGF－1を増やせば本態性高血圧も改善する**可能性があります。

**人の本態性高血圧のモデル動物であるSHRラットにカプサイシンを投与すると、IGF－1が増加して血圧が正常化**しました。

カプサイシンとイソフラボンの薄毛に対する治療効果を見る際に、高血圧の人たち（29人）と正常血圧の人たち（13人）で、服用5カ月後に、血液中のIGF－1濃度と血圧を測定しました。その結果、血液中IGF－1濃度は両群で、服用前よりも有意に増加していましたが、血圧は高血圧群のみで低下し、正常化しましたが、正常血圧群では変化はありませんでした。

これらの事実は、**カプサイシンとイソフラボンの摂取でＩＧＦ－１を増やすと、正常血圧を低下させることなく、高血圧のみを改善することを示しており、ＩＧＦ－１は、病気の改善に必要な場合のみに、その作用をあらわす、すなわち、文字通り〝治癒力〟として作用している**と考えられます。

## 自己免疫疾患である尋常性白斑

**尋常性白斑は、皮膚のメラニン色素を作る色素細胞が、円形脱毛症の場合と同じく、自己免疫により傷害されて起こる病気**です。

手などの皮膚に、色素の脱失による白斑を生じ、ステロイドの外用や紫外線照射などの**皮膚科治療に抵抗する、難治性の疾患**です。

**ＩＧＦ－１は免疫調整作用を有し、自己免疫を是正するので、円形脱毛症を改善しますが、他の自己免疫疾患を改善すること**も十分考えられます。

**写真32　30代、女性、汎発性脱毛、尋常性白斑**

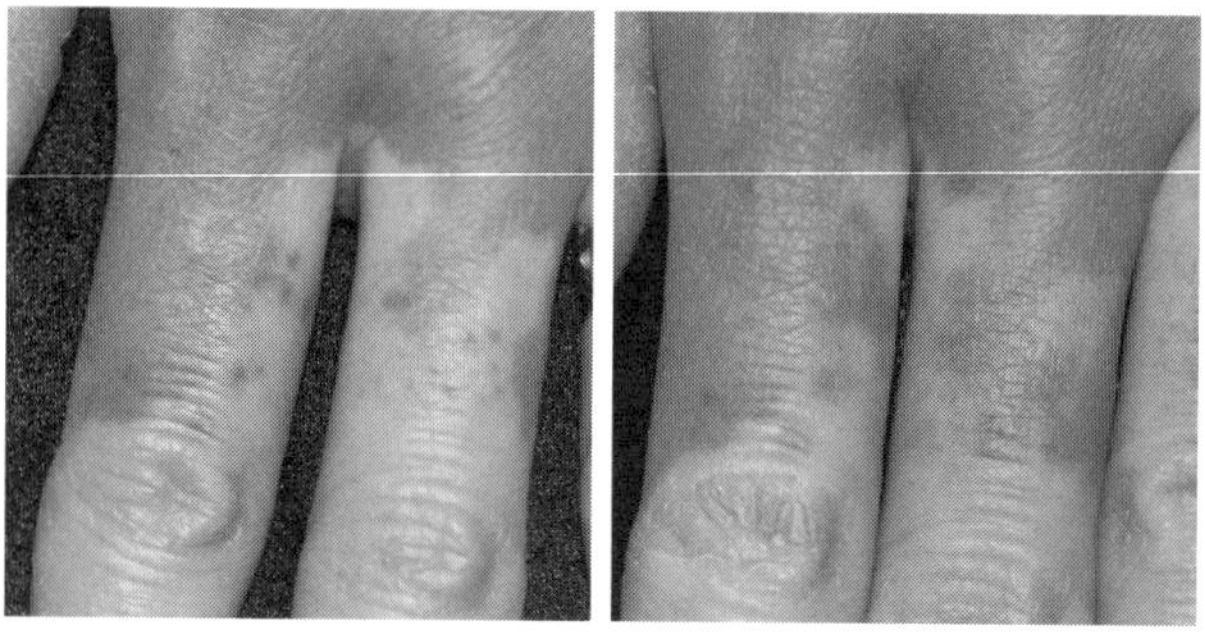

治療3カ月後　　治療5カ月後

30代の女性患者さんは、小学校6年生で円形脱毛症を発症し、その後、皮膚科の治療を受けるも改善せず、出産後に悪化し、汎発性脱毛に至りました。

脱毛症治療の目的で、私の患者となる5年前に尋常性白斑も併発し、両手に白斑が認められました（写真32）。

円形脱毛症では、尋常性白斑のような、他の自己免疫疾患を合併することもよくあります。

早速、カプサイシンとイソフラボン、さらに大量のセファランチンを用いて治療を開始すると、頭部には、白い産毛が生えてきました。両手でも、**治療開始の3カ月後から5カ月後にかけて、メラニン色素が増えて、肌の色が濃くなり、また、これまでに色素が脱失**

**していた白斑部分でも、新たに色素が出現**してきました（前ページ写真32）。

このように、カプサイシンとイソフラボン、及び大量のセファランチンの服用では、**頭皮のみならず、全身の組織のＩＧＦ－１を増やしているので、円形脱毛症以外の自己免疫疾患も改善してくる**と考えられます。

## ◎円形脱毛症でも頭皮に白斑ができ治療で改善！

これまでに述べきたように、円形脱毛症は自己免疫疾患です。

前述のように、円形脱毛症の発症における自己抗原の一つが、毛髪の黒い色素であるメラニン色素の合成に関与するタンパク質です。

前述の尋常性白斑における自己抗原は、皮膚のメラニン色素合成に関わる重要な酵素（チロシナーゼと言います）であることがわかっており、このために、自己免疫反応によって、全身の皮膚に白斑が形成されるのです。

しかし、円形脱毛症の患者さんの頭皮にも、尋常性白斑を合併していなくても、大小の白斑を認めることがあります。これは、円形脱毛症における自己抗原と尋常性白斑における自己抗原がよく似ているために、円形脱毛症でも、自己免疫により、毛根のみならず、

写真33　20代、男性、汎発性脱毛

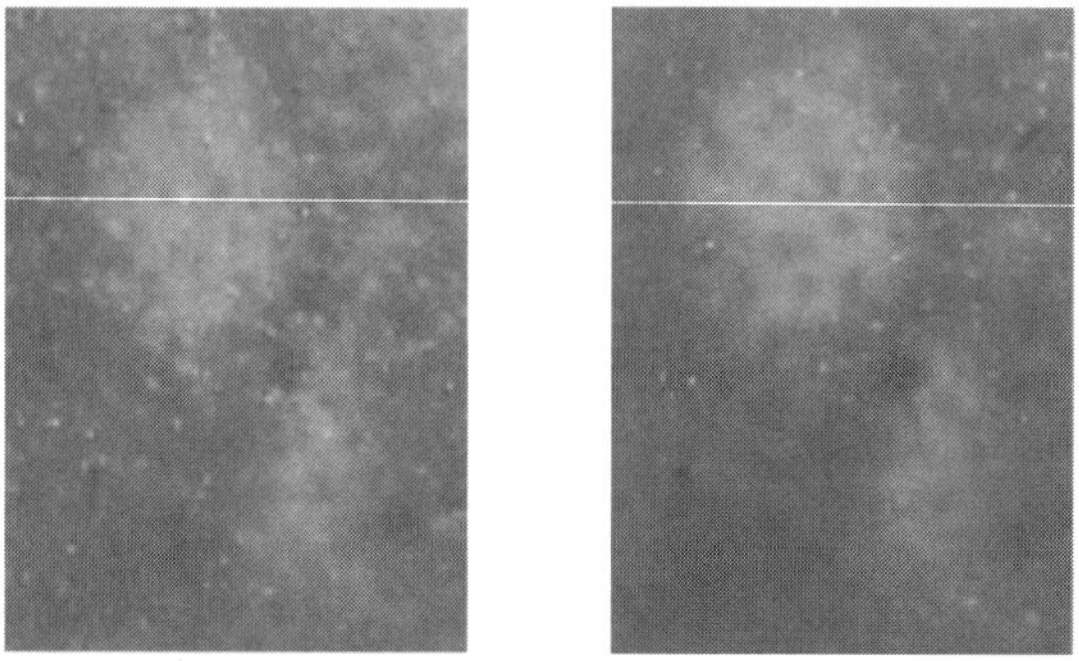

治療前　　治療2カ月後

頭皮のメラニン色素を作る細胞までが傷害されて、白斑ができるのでしょう。

写真33は、全頭脱毛の20代男性の頭部に見られた、小さな白斑です。IGF－1を増やす治療を行うと、その2カ月後に、白斑の周囲の毛穴が黒くなり、一部に、黒い産毛が生えかかっていることに加えて、白斑の内部に色素が増えていることがわかります。

すなわち、IGF－1により自己免疫が抑制された結果、脱毛が改善し始めたのですが、同時に、自己免疫による頭皮の白斑までもが改善してきたのです。この所見も、IGF－1を増やす治療が、確かに毛根や頭皮の自己免疫を抑制していることを示しています。

## 自己免疫疾患である1型糖尿病

前述のように、自己免疫疾患である円形脱毛症は、他の自己免疫疾患を合併することもよくあります。**ＩＧＦ－１は、自己免疫を抑制して円形脱毛症を改善するので、当然、同時に存在する自己免疫疾患をも改善する**可能性があります。

１型糖尿病は、すい臓のインスリンを作る細胞が、自己免疫で傷害されて起こる糖尿病です。インスリンは作られても、その働きが悪くなって起こる、生活習慣病の一つである２型糖尿病とは、まったく異なる病気です。

30代の汎発性脱毛の女性は、16歳で１型糖尿病を発症しました。以来、インスリンの注入器を使用して、生活していました。カプサイシン、イソフラボン、そして中等量のセファランチン（１日45ミリグラム）で、脱毛症の治療を開始すると、**その１カ月後に、治療前までは３日に１回、インスリン注入器を交換する必要があったのですが、それが５日に１回ですむようになりました。**そして、治療５カ月後には、**治療前に見られた高血糖に伴う**

**悪心や嘔吐がなくなりました。**ＩＧＦ－１には、インスリンと同じく、糖代謝を改善する作用があるので、ＩＧＦ－１が増えて血糖コントロールがよくなったことと、すい臓の細胞を傷害していた自己免疫も改善したために、このような改善効果が見られたと考えられます。この女性は、脱毛症の治療を途中でやめたので、１型糖尿病の、その後の改善も不明ですが、続けていれば、そして、セファランチンも最大量の１日１５０ミリグラムを服用していれば、さらに改善効果は高くなったと考えられます。

この他にも、60代女性が自己免疫疾患である皮膚筋炎を発症しましたが、カプサイシンとイソフラボン、さらに１日あたりセファランチン60ミリグラムの服用で、発熱と発疹が改善しました。

## 皮膚科治療で難治の掌蹠膿疱症

**掌蹠膿疱症は、手のひらや足の裏に原因不明の膿疱が形成され、鎖骨の関節炎などを合併する難治の病気**です。

写真34　28歳、女性、掌蹠膿疱症の改善

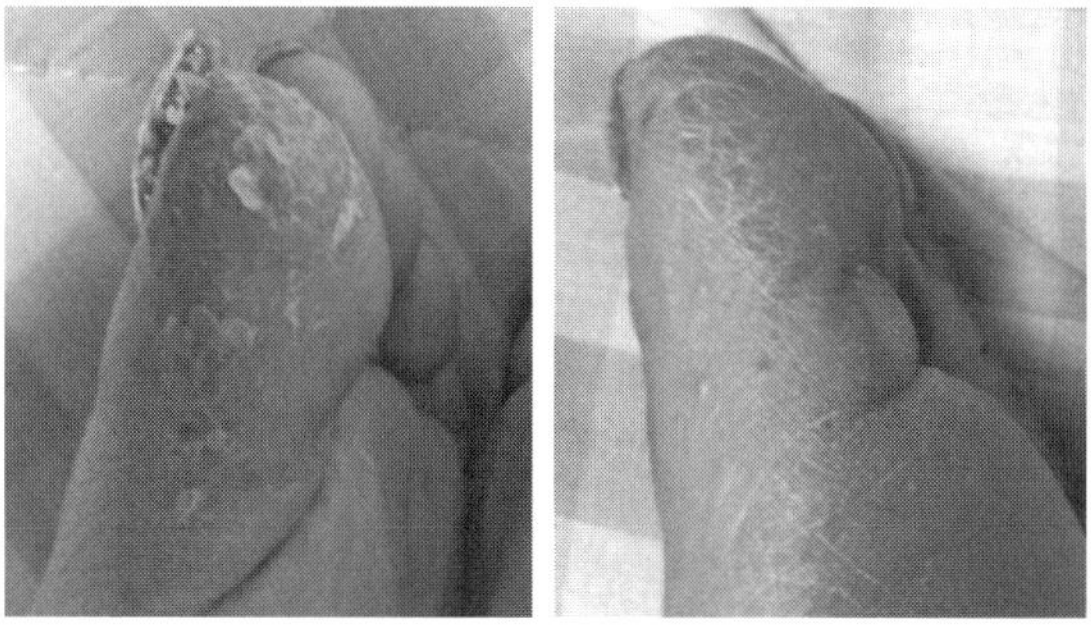

治療前　　治療３カ月後

20代の女性はこの病気で、皮膚科治療で効果がなかったのですが、セファランチンを1日10ミリグラム服用してもらうと、その3カ月後に明らかに足の炎症所見が改善し、鎖骨の痛みもやわらいできました。

**ＩＧＦ－1には炎症を抑制する作用があり、それにより、足の裏と鎖骨の関節炎が軽減し**たと思われます（写真34）。

# 皮膚の難病である尋常性乾癬《かんせん》

この病気は前述の掌蹠膿疱症と同じく、皮膚の難病の一つで原因不明の慢性の皮膚の炎症が見られ、自己免疫がその発症に関与していると言われています。病変部位ではまわりから盛り上がった発赤を伴う発疹の上にかさぶたができ、このような病変はすれる部位にできることが多いのですが、ひどい場合には全身にできてきます。

また、皮膚が赤くなる場合もあります。

この病気で慢性の炎症を引き起こす物質は、皮膚以外に全身にも影響を及ぼし、インスリンの働きを悪くして糖尿病を発症させ、その他の生活習慣病をも引き起こします。

治療はステロイドや免疫抑制剤などが用いられますが、このような対症療法に限られる点ではこの病気の治療は円形脱毛症の治療法と類似しています。

すなわち、これらの治療は根本的な治療法ではないので結局、尋常性乾癬も難治の疾患となっています。

**写真35　40代女性、全頭脱毛、尋常性乾癬**

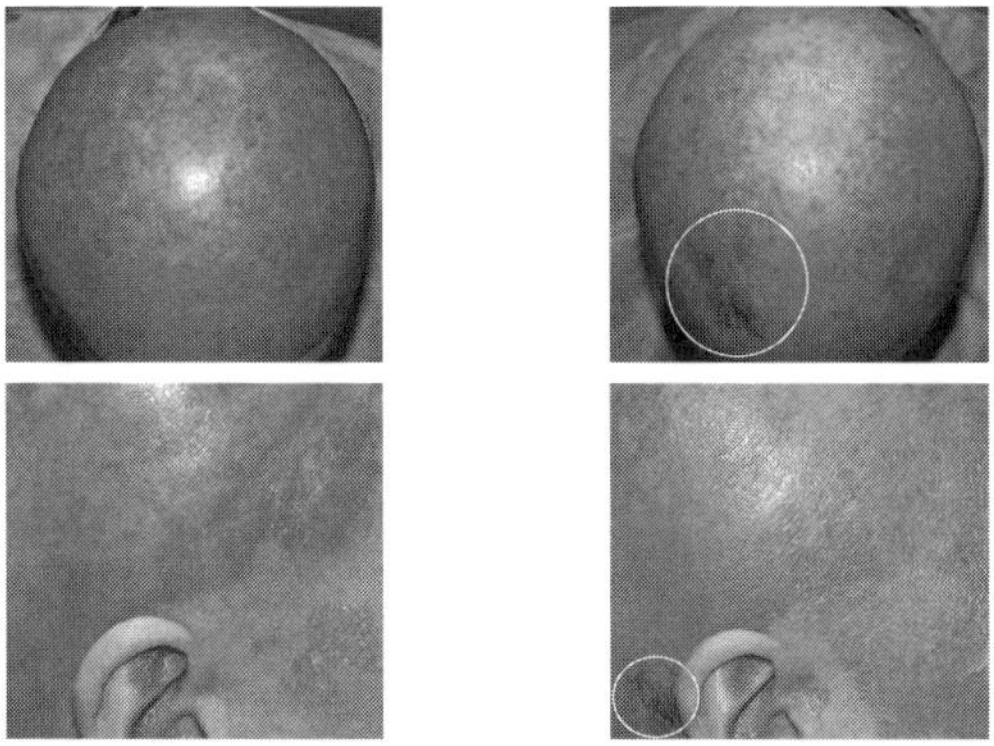

治療前　　治療５カ月後

40代の女性は出産を契機に円形脱毛症を再発し、皮膚科の治療が無効で全頭脱毛にまで悪化しました。

この女性は長く尋常性乾癬をも患っており、やはり、皮膚科での治療が無効で、来院時も頭皮は全体に赤く、顔には赤みとかさぶたを伴った慢性の炎症性病変がありました。

カプサイシンやイソフラボンなどのサプリメントとセファランチン（この場合は、治療費用を少なくしたいという本人の申し出により、1日40ミリグラム処方）でＩＧＦ－１を増やす治療を開始すると、頭部のところどころに黒い産毛が生えてきました。

そして、治療5カ月後には写真に見られるように（写真35の円内）、一部に産毛が生えてきましたが、同時に、頭皮の発赤が改善し、顔の炎症性病変の赤みと腫れが引いてきました（写真35）。

本人も〝正常な皮膚が出てきた気がします〟と言っていました。IGF－1を増やす治療で自己免疫と慢性の炎症の両方が軽減された結果の改善と考えられます。

残念ながら、この女性のその後の経過は追えませんでしたので、どの程度まで改善したかはわかりませんが、治療を継続すれば全頭脱毛と尋常性乾癬という両方の難病がさらに改善していたでしょう。

20代の男性は9歳で尋常性乾癬を発症しました。**地元の国立大学医学部附属病院の皮膚科から尋常性乾癬治療の名医とされる皮膚科に転院し、15年以上も尋常性乾癬の治療を受けましたが、結局治りませんでした**。強力な免疫抑制剤であるシクロスポリンなどを使用されていました。新型コロナ感染が蔓延する今では怖い話です。ところが、その間、片頭痛で使用していた脱毛させるバファリンで（第9章参照）円形脱毛症を発症しました。私がカプサイシンなどのサプリメントとセファランチン（150ミリグラム／日）でIGF－1を増やす治療を開始すると、前頭部に白い産毛が生えてきました。しかし、**一番その男性が驚いたのは、これまで17年間の皮膚科治療で治らなかった尋常性乾癬が、治療3カ**

**写真36　２０代、男性、汎発性脱毛、尋常性乾**

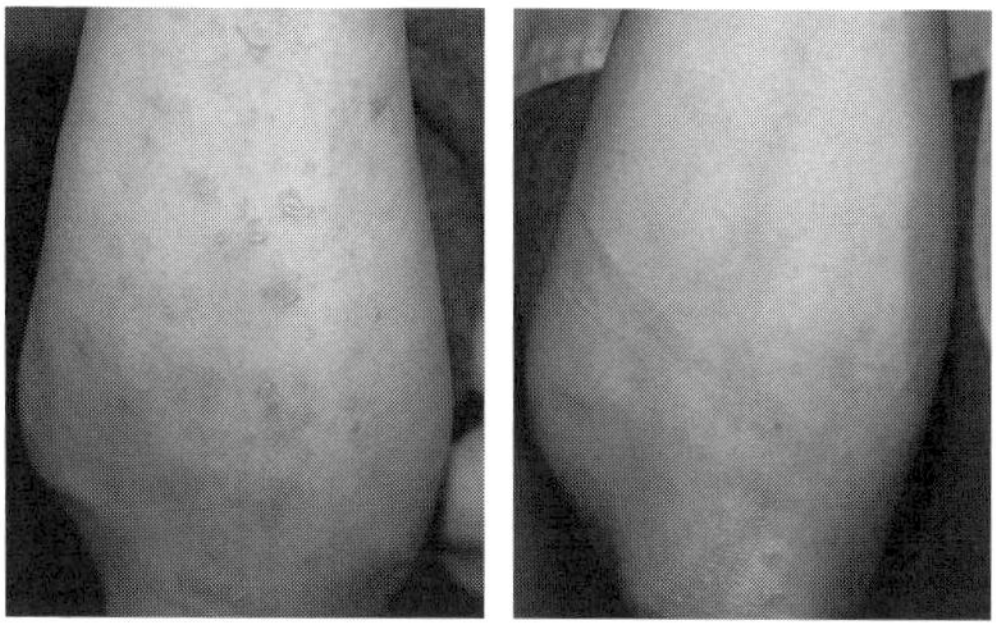

治療1カ月後　　治療３カ月後

**月後にはほぼ消えたことでした**（写真36）。右手以外にも体中に病変があったのですが、背中でも病変はきれいに消えていました。外見だけでなく、体が温まるとかゆみが出ていたそうですがそれもなくなり、診時は鬱々とした感じだったのですが見違えるように明るくなっていました。

前述の40代の女性では、セファランチンは１日40ミリグラムの使用でしたが、この男性では１日１５０ミリグラムの投与だったので、短期間で尋常性乾癬がほぼ完治したと思われます。この他にも、尋常性乾癬による発疹が脱毛症治療開始後数カ月で消失したので、それが難病だったと気づかなかった全頭脱毛の30代男性もいました。この男性では、脱毛症治療のサプリメントとセファランチンの服用量が減ったときに発疹が再発しましたが、再び規定量服用すると、また、消失しました。このように、**ＩＧＦ－１を増やす治療では、重症円形脱毛症以外にも皮膚科治療でやはり難治である尋常性乾癬も改善すること**が判明しました。

ちなみに、尋常性乾癬の治療に活性型ビタミンＤやビタミンＡの誘導体が使われますが、これらの物質も私の研究でＩＧＦ－１を増やすことがわかっています。

## 難病に指定されている潰瘍性大腸炎

この病気は大腸の粘膜に原因不明の免疫異常による炎症が起こり、下痢、腹痛、また出血が見られます。治療は炎症を抑える薬やステロイド、また免疫抑制剤が用いられますが、まだ十分な治療効果は得られていません。慢性の炎症が長く続くと、大腸がんの危険因子となりうることも知られています。

重症の円形脱毛症の30代の男性は、その3年前から直腸に炎症がある形の潰瘍性大腸炎を患っており、初めは抗炎症剤で治療されていました。しかし、その治療ではよくなったり悪くなったりを繰り返すため、自身の判断である漢方薬を飲み始め、その後少しは改善しました。

**円形脱毛症の治療でカプサイシン、イソフラボンなどのサプリメントと１日１５０ミリグラムのセファランチンを服用したところ、その１カ月後にはそれまでにあった下痢と便秘を繰り返していた症状がなくなりました。**

私は、この男性に潰瘍性大腸炎の既往があることは知らなかったので、特に外来で消化器に関する症状の問診はしませんでした。しかし、本人は症状がなくなったので驚いたのでしょう、自らこのことを話してくれました。

前述のように、潰瘍性大腸炎の本態は自己免疫などの免疫異常による大腸の炎症なのでＩＧＦ－１の免疫調整作用と抗炎症作用により免疫異常による大腸の炎症が軽減して、症状が改善したのでしょう。**一般に、胃潰瘍も含めてこのような炎症性腸疾患の治療では、内科の医師は唐辛子などの刺激物は食べないように指導します。**これには何の根拠もありません。刺激で炎症が悪くなりそうという、漠然とした考えからでしょう。

ところが、カプサイシンを含むサプリメントなどで、このように、炎症は逆に改善しているのです。やはり**難病の治療では、これまでの根拠のない常識（それで、治っていないから難病となっている）を疑ってかかることが必要でしょう。**

事実、胃炎もカプサイシンの投与で改善することや、カプサイシンの投与が、胃の粘膜の炎症の増悪因子である胃酸の分泌を抑制し、逆に胃酸を中和する胃液成分の分泌を促進することも示されています。**胃炎や胃潰瘍の患者さんでは、むしろ、カプサイシンなどの知覚神経を刺激する物質（要は、刺激物）を進んでとるべきでしょう。**

## 5人に1人が悩む不眠症

ＩＧＦ－１を作れないラロン症候群の患者さんでは、睡眠障害を伴うことが明らかになっており、**ＩＧＦ－１は睡眠を深くする作用を持つ**ことが判明しています。日本人を対象にした調査によれば、5人に1人が何らかの睡眠障害があると回答しています。

また、加齢とともに不眠は増加し、60歳以上では約3人に1人が不眠で悩んでいます。

脱毛症治療のために、ＩＧＦ－１を増やすカプサイシンとイソフラボンのサプリメントやセファランチンなどの薬剤を服用した患者さんたちの多くで寝つきがよくなった、熟睡できるので朝の寝覚めがよく、また、目が覚める時刻が早くなったと言います。

ちなみに、**ＩＧＦ－１を増やすと考えられるカンナビジオールには不眠症を改善する作用があること**も報告されています。

このように、**ＩＧＦ－１を増やすサプリメントや薬は、睡眠を深くし不眠症を改善する作用を発揮します。**

## 多くの人たちが抱える片頭痛

これまでに述べたように、ＩＧＦ－１を増やす治療である病気が治るかどうかはＩＧＦ－１の作用から考えると、ある程度予想ができました。

そして、解析すると、確かに予想通りであったのですが、片頭痛の改善だけは予想できませんでした。

なぜなら、ＩＧＦ－１には血管拡張作用があり、片頭痛の痛みも脳の表面や頭蓋内の血管の拡張によって起こるため、ＩＧＦ－１を増やすと片頭痛はかえって悪化するとも考えられるからです。

しかし、**ＩＧＦ－１を増やす治療を受けた薄毛の方たちからの自己申告で、この治療が片頭痛に効果があること**がわかったのです。

片頭痛とは、ズキン、ズキンと脈拍に合わせて、拍動性のある強い痛みが頭の片側や両側、後頭部などに発作的に生じる頭痛を指します。

日本人の約８００～９００万人が片頭痛に悩まされており、片頭痛に苦しむ患者さんは非常に多いと言われています。

片頭痛が起こるときには、その前ぶれとして、脳の血管が縮み（攣縮《れんしゅく》と言います）、脳血流が減少することによる症状（たとえばチカチカとする光のようなものが見えるなど）が起こることがあります。

この前駆症状に引き続いて、脳と頭蓋の血管が拡張しますが、このときにズキンズキンとした拍動性の頭痛が起こります。

**片頭痛に苦しんでいる患者さんが、カプサイシンとイソフラボンなどのＩＧＦ－１を増やすサプリメントを服用すると、ほとんどの患者さんで、片頭痛の発作が起こらなくなり**

**ます。**

前述のように、ＩＧＦ－１は血管を拡張する作用があるので、片頭痛の成因から考えると、ＩＧＦ－１を増やすサプリメントの服用で、逆に頭痛はひどくなりそうです。

しかし、実際に頭痛は起こらなくなるので、**片頭痛発作の原因は血管拡張の前に起こる血管の縮みである**と考えられます。

一般的な片頭痛の治療は、血管の拡張を抑える薬を服用させて、頭痛をやわらげるといったものです。

しかし、**このような一般的な治療では、頭痛はある程度軽減されるものの、片頭痛発作の再発は抑制されず、発作が起こると、また薬を飲むという繰り返し**になります。

片頭痛が起こる際の、血管を拡張させる物質の一つがセロトニンです。

知覚神経にはセロトニンの受容体があり、**セロトニンは知覚神経を刺激することでも血管を拡張させるのですが、同時に、ＩＧＦ－１を増やします。**

ＩＧＦ－１が増えることは治癒力のあらわれですので、セロトニンによるＩＧＦ－１の**増加を介した血管拡張は、その前に起こっている血管攣縮を治すための治癒力の発現と考えられます。**

現在、片頭痛の治療に使われている「スマトリプタン」という薬は、セロトニンの作用を抑え、血管拡張を抑制して頭痛を軽減します。

しかし、「スマトリプタン」は、セロトニンの作用を阻害して、IGF－1をも低下させてしまうので、治癒力を打ち消してしまうことになります。

**事実、この薬はIGF－1を減らすので、脱毛を引き起こし、後述するように、薄毛とがんによくない薬の一つになります。**

## 更年期障害や閉経以降の乳がんリスクの上昇

女性ホルモンは、知覚神経を刺激してIGF－1を増やすので、**更年期になり、卵巣における女性ホルモン産生が低下すると、薄毛をはじめとする、IGF－1低下によるさまざまな症状が出てきます。これが更年期障害**です。

したがって、**カプサイシンやイソフラボンなどのIGF－1を増やす物質の服用で、更年期障害は改善されます。**

**女性の体では、更年期での卵巣の女性ホルモンの産生低下、言いかえれば、ＩＧＦ－１の産生低下が起こりますが、これを補うために、脂肪組織で女性ホルモンを作る「アロマターゼ」という酵素が増えてきます。**

アロマターゼが作る女性ホルモンは、更年期障害の症状を緩和します。

後述するように、女性ホルモンで悪化する可能性がある乳がんの治療には、アロマターゼの働きを阻害する薬が使われることがあります。この薬の副作用は、脱毛をはじめ、ほてり、頭痛、関節痛、めまい、眠気、吐き気、嘔吐、発疹、かゆみ、多汗、コレステロール上昇、骨粗しょう症、及び骨折などの、ＩＧＦ－１が低下して起こる更年期障害の症状と類似していることが報告されており、アロマターゼは更年期障害を緩和する役割を持っています。

しかし、**アロマターゼによる女性ホルモン産生は、更年期障害を軽減する一方で、閉経後の乳がん発症のリスクを高めます。**

閉経後、女性ホルモンで増えるような乳がんが発生すると、アロマターゼで作られた女性ホルモンによって、乳がんが増殖することになるので、乳がんの患者さんに、前述のア

写真37　60代、女性、乳がん治療薬剤による脱毛

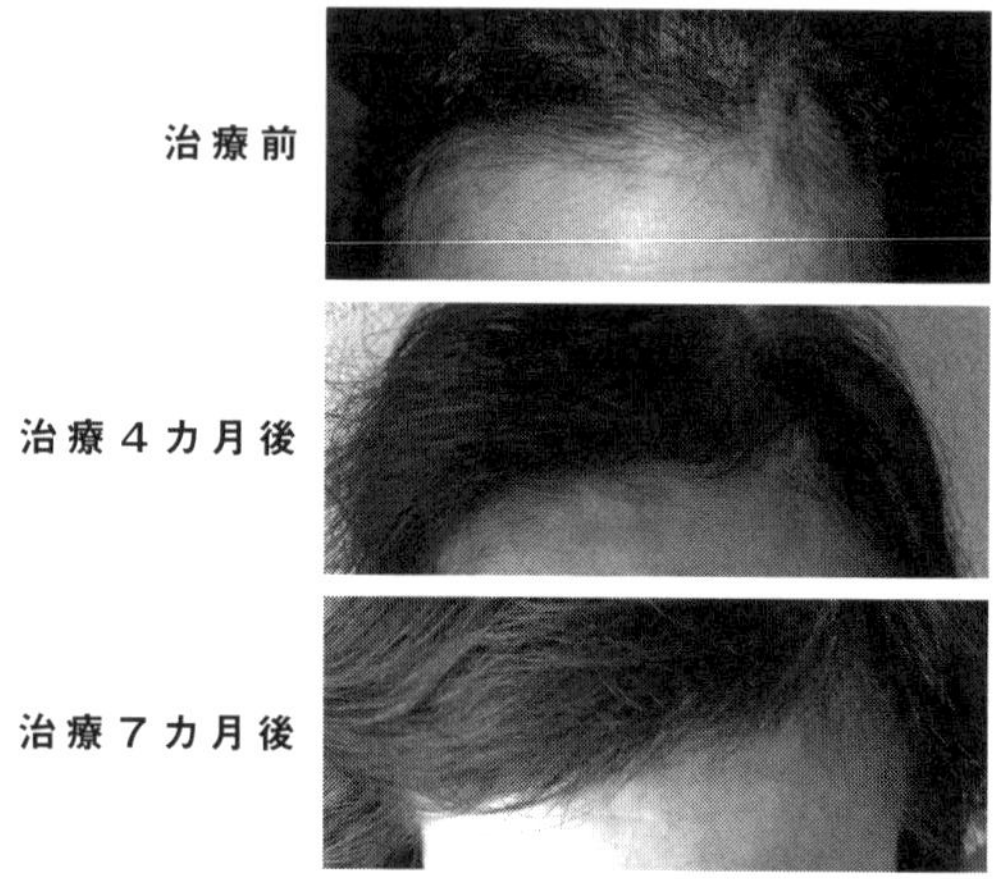


ロマターゼ阻害薬が用いられるのです。

しかし、知覚神経を刺激してＩＧＦ－１を増やしておけば、更年期障害も改善され、アロマターゼの誘導の必要もなくなると考えられます。

事実、**ＩＧＦ－１はアロマターゼの誘導を抑制することが判明しており、閉経後の女性でＩＧＦ－１を増やしておけば、更年期障害の症状は軽減され、また、乳がん発症のリスクも高くならない**ことになります。

60代の女性は乳がんを発症し、その治療ためにフェマーラというアロマターゼ阻害剤を服用して、脱毛が起こりました。

この女性に、カプサイシン、イソフラボン、そしてタキシフォリンなどの、ＩＧＦ－１を

増やすサプリメントを服用してもらうと、その４カ月後、さらに７カ月後には、明らかな薄毛の改善が見られました（前ページ写真37）。

この事実は、この女性で、**ＩＧＦ－１が増えて薄毛が改善されたことを示しており、同時に、アロマターゼの誘導も抑えられ、乳がん発症のリスクも抑えられている**可能性を示しています。

さらに、アロマターゼ阻害薬の服用で起こる、薄毛以外の更年期障害の症状に類似した副作用も、ＩＧＦ－１を増やすサプリメントで防げると考えられます。

著者がウィーン大学医学部に留学中、そこでの指導教授から、「日本人の女性では、白人に比べて、乳がん患者が少ないのは、毎日、みそ汁を飲むからだ」と教えられました。

当時は、なぜみそ汁が乳がんの予防になるか、その理由はわからなかったのですが、今考えると、みそ汁を飲んで、**大豆イソフラボンを日常的に摂取することが、ＩＧＦ－１を増やし、アロマターゼの誘導を抑制するので、乳がんのリスクを下げている**のでしょう。

シャーレの中での実験で、イソフラボンは女性ホルモンの受容体と弱く結合する作用があることがわかっているので、イソフラボンが乳がんの増殖に関与するなどと言う人がいます。

**シャーレの中での実験結果は（科学用語では、「*in vitro*」と言い、ガラスの中で、つまり、シャーレや試験管の中でという意味です）、人工的な条件で行われる実験の結果なので、それだけの意味しかありません。**

**その結果で、体全体（科学用語では、「*in vivo*」と言い、生体においてという意味です）の現象を推論することはできません。**

***in vitro* の実験結果は、*in vivo* の現象を説明するための補足的な意味しかなく、臨床の事実を無視して、*in vitro* の実験結果がひとり歩きすると、間違った方向へ医学研究を導いてしまいます。**

このように、**ＩＧＦ－１を増やす治療で、女性の更年期障害の軽減と、閉経後の乳がん発症リスクの低下**が期待されます。

## 骨折や骨粗しょう症

前述のように、成長期には成長ホルモンがＩＧＦ－１を増やして、骨の成長を促進します。すなわち、**ＩＧＦ－１には、骨の成長をうながす作用、骨密度を上げる作用、そして、骨の再生を促進する作用があること**がわかっています。

10代の男性は、円形脱毛症を発症し皮膚科治療は治りませんでした。私がカプサイシンなどのサプリメントとセファランチンで治療を開始すると、円形脱毛症は改善してきました。この患者さんは脱毛症の治療中、転倒して、左の肋骨《ろっこつ》を骨折しました。

整形外科の医師から、全治３週間と言われました。

痛み止めの入った湿布を貼ると脱毛するので（理由は第９章に後述）、治療は固定だけになりました。その後、**受傷後９日目の骨折部位のレントゲン撮影の結果、すでに、骨折は治癒していることが判明し、これを見て整形外科の医師が驚いていた**そうです。

この男性では、治療で脱毛が改善しているので、体内でＩＧＦ－１が増えていると思われ、そのために、骨折の早期治癒をもたらしたと考えられます。また、痛み止めの入った湿布はＩＧＦ－１を減らすので（後述）、これを貼らなかったことも早期治癒につながったのでしょう。

別の10代の男性は頭頂部に薄毛があり、それに対して、カプサイシンとイソフラボンのサプリメントでＩＧＦ－１を増やす治療を行いました。

すると、**治療1カ月から、薄毛の改善と同時に急に背が伸びてきて、学校の制服が小さくなり、また、ズボンも短くなってしまいました。**

初めは、クリーニングのミスで制服やズボンが縮んだと思い込み、この男性の母親がクリーニング屋さんにクレームをつけたそうです。その後、制服やズボンが小さくなったのはクリーニングのせいではなく、身長も含めて体が大きくなったことが原因とわかり、とうとう制服も作り変えなければならなくなりました。

このころ、学校の成績も上がりましたが、**身長は、治療1年後には、治療前に比べて9センチも伸びたこと**が判明しました。

この男性は、治療開始前の身長は、年齢の平均よりは2センチ低かっただけでしたので、特別に成長障害があったわけではありませんでした。

このように、IGF－1を増やす治療は、骨の再生のみならず、その成長の促進も期待されます。また、IGF－1は、記憶力の中枢である海馬の神経細胞の再生をも促進するので、この男性の学校の成績も上がったのでしょう。

また、汎発性脱毛の71歳の女性では、サプリメントと大量のセファランチンでIGF－1を増やす治療中に、健康診断の骨密度測定で、骨密度が50代の値であることがわかり、担当医も驚いていたそうです。

このように、**IGF-1を増やす治療では、脱毛症改善のみならず、骨の再生や成長の促進、さらに、骨の老化防止効果があらわれること**が確認されました。

これらの事実は、逆に、**IGF-1を減少させる痛み止めや抗ヒスタミン剤（第9章参照）の頻回の使用は、成長期の子どもでは成長の阻害を、そして高齢者ではさらなる骨密度の減少を招き、骨折の原因になる**可能性を示しています。

## 食物アレルギー

**IGF-1は、リンパ球によるアレルギー反応を抑制する作用があること**がわかっています。

20代の女性は、全頭脱毛に近い状態で治療のため来院しました。

カプサイシンとイソフラボンを含むサプリメントと大量のセファランチンで、IGF-1を増やす治療を開始すると、すぐに産毛が増えてきて、治療7カ月には明らかな改善が見られました。

この女性は、もともと食物アレルギーがあり、今回も、青魚を食べた後、両方のまぶたが腫れて、下痢や頭皮のむくみが出ましたが、1時間ほど安静にしていると、自然に改善しました。

この女性の話では、IGF-1を増やす治療を開始する前には、食物アレルギー症状はもっとひどく、両方のまぶたが、目が開かないほど腫れて、救急外来を受診して、一晩点滴をして、翌日にやっと改善していたそうです。

このように、**この女性は、脱毛症の治療で、明らかにアレルギー症状が軽くなったこと**を、自覚していました。

6歳の女児は、アナフィラキシーショックの緊急治療用の注射であるエピペンを持ち歩くほどの、重症の食物アレルギーがありました。

食物アレルギーや風邪の治療のため、来院する10カ月から、脱毛する抗ヒスタミン剤を連続して大量投与されました。その間、幼稚園での進級という環境の変化をきっかけに、抗ヒスタミン剤投与から3カ月後に円形脱毛症を発症し、皮膚科の治療で治りませんでした。

全頭脱毛の状態でしたが、私がカプサイシン、イソフラボン、そして大量のセファランチンで、ＩＧＦ－１を増やす治療を開始すると、治療3年後には、完治に近い状態となりました。そして、抗ヒスタミン剤を中止したにもかかわらず、食物アレルギーは起こらず、おまけに、これまで**原因不明で発現していた蕁麻疹も出なくなりました**。

このように、**ＩＧＦ－１を増やす脱毛症治療に伴い、アレルギーも改善すること**が判明しました。

## 生理不順、生理痛などの月経困難症、無月経、及び不妊など

前述のように、**ＩＧＦ－１には生殖機能を改善する作用**があります。

確かに、**脱毛症の女性に対して、ＩＧＦ－１を増やす治療を行うと、生理不順や生理痛などの月経困難症が改善すること**がしばしば認められ、**ＩＧＦ－１は女性の性ホルモンの分泌リズムを正常にする**ようです。

全頭脱毛症の10歳の女性は、初潮のあと、6カ月間に1回しか生理がありませんでした

（続発性無月経）。無月経期間中に、ＩＧＦ－１を増やす治療を開始すると、その4カ月後に帯下（オリモノ）が増えてきて、その1カ月後（治療開始から5カ月後）に生理が見られました。

治療開始時は生理がなかったので、母親が産婦人科を受診しようかどうか迷っていましたが、治療開始から6カ月間は、ＩＧＦ－１を増やす治療で経過を見てくれとお願いしていたところ、**治療5カ月後に無月経が治癒した**ことになりました。

また、**長く妊娠しなかった女性が、ＩＧＦ－１を増やす治療で妊娠すること**も、しばしば経験されます。

37歳の女性は汎発性脱毛で、ＩＧＦ－１を増やす治療を開始しました。この女性は、第一子妊娠以来、妊娠希望にもかかわらず6年間も妊娠せず、不妊症の状態でした。治療後、なかなか産毛は生えてこなかったのですが、治療1年3カ月後に、白い産毛が生えてきて、その1カ月後に、急に黒い産毛が生えてきました。

そして、その2カ月後に、急に脱毛したのですが、このときに、気づかずに妊娠して流産したことが判明しました。

妊娠すると、子宮に着床した受精卵から、ヒト絨毛性ゴナドトロピン（ｈＣＧ）（妊娠検査に利用されるホルモン）というホルモンが分泌され、これが、排卵後に形成された卵巣の黄体を刺激して、黄体ホルモンや女性ホルモンを増やします。

前述のように、**女性ホルモンはＩＧＦ－１を増やすので、妊娠すると円形脱毛症は改善します**。この女性の場合、治療によりＩＧＦ－１が増え、白い産毛が生えてきた治療１年３カ月後から１年４カ月後に妊娠し、そのために、急に黒い産毛が生えてきて、脱毛症がさらに改善しましたが、その２カ月後に、流産で女性ホルモンが急激に減少したために、脱毛したと考えられます。ところが、その５カ月後に、再び黒い産毛が生えてきて、その１カ月後には、さらに明らかな改善が見られました。そして、その２カ月後に、妊娠第９週であることが判明し、ちょうど、急に黒い産毛が生えた時期と妊娠した時期（治療２年１カ月後）が一致しました。この場合も、ＩＧＦ－１が増えて脱毛症が改善し、その後に妊娠し、急速な改善が見られたと考えられます。以降、妊娠は安定して継続され、脱毛症も改善を続けています。

前述のように、この女性は、第一子出産後、６年間も妊娠しなかったのですが、ＩＧＦ－１を増やす治療を開始して２年以内に、２回も妊娠しています。

この女性は、脱毛症治療中に、３回の体外受精による不妊治療を受けています。第１回の体外受精はＩＧＦ－１を増やす治療で、白い産毛が生えてきた１カ月後の、治療１年４カ月後で、前述のように、このときに妊娠し、脱毛症も改善しましたが、その後に流産しました。そして、その後は、脱毛症も改善しない時期が続いていた治療１年６カ月後に、第２回目の体外受精を行いましたが、この時は失敗でした。そして、再び黒い産毛が増えてきた治療２年後の１カ月後に行われた体外受精で妊娠し、その後、安定した妊娠と脱毛症の改善が続いています。

これらの事実は、**脱毛症の治療でＩＧＦ－１が増え、産毛が増えた時期、すなわち、妊娠しやすい体内環境が作られた時期に、３回の対外受精中で２回妊娠し、最終的に安定した妊娠が得られたこと**を強く示唆しています。

この他にも、32歳の多発型円形脱毛症の女性では、ＩＧＦ－１を増やす治療で順調に産毛が増えてきて、治療１年２カ月後には明らかな改善が見られました。そして、脱毛症の改善とともに、１年８カ月ぶりに４回目の妊娠が判明しました。今回は妊娠希望から**３カ月後の妊娠で、この期間は、１回目の妊娠の際の８カ月、２回目のときの１年（これは不妊症の状態です）、そして３回目の５カ月に比べると、最短ということ**になります。そして、ＩＧＦ－１を増やす治療を受ける前まで、この女性の体温は35度台で、手足も冷えていたそうですが、**治療を開始して2カ月で、体温は36度台半ばまで上昇し、治療1年2カ月後には、体温は正常体温である36・6度以上になりました。これらの変化は、女性ホルモンの作用が高まったことによると考えられます。**

また、妊娠の確率が低くなった41歳の蛇行性脱毛の女性でも、ＩＧＦ－１を増やす治療で妊娠し、脱毛症も改善しました。

これらの事実は、**ＩＧＦ－１を増やす治療は、不妊治療にも応用できる**可能性を示しています。

## 新型コロナウイルス感染症

**●新型コロナウイルス感染症は、ただの風邪ではない！　新たな治療法の開発が必須**

新型コロナウイルス感染症の蔓延で、人々は自粛生活に入り、外食や旅行を控えることにより、社会経済は停滞し、我々の生活様式は大きく変わりました。

感染蔓延当初は、重症肺炎の患者が多く、有名人の死亡などにより、多くの人たちが、この感染症を恐れました。

緊急事態宣言のおかげで感染者数は減ったものの、その後の感染の波の到来により、再び感染者数は増加し、市中感染蔓延状態となり、家庭内感染も増えています。多くの感染者では軽症ですむことから、このウイルス感染症を、これまでの風邪と同じと考えてよいという人がいます。

しかし、手洗いの励行、マスク着用、さらに不要な外出の自粛などにより、インフルエンザウイルス感染は激減したものの、新型コロナウイルス感染は、それほど減らないという事実は、このウイルスの感染力の強さを物語っています。

さらに、感染力の強さに加え、重症肺炎にまで悪化した場合には効果的な治療法がなく、以前からある対症療法（酸素投与や人工呼吸器装着、さらに重症者にはＥＣＭＯ施行など）のみでしか対処できないこと、感染がおさまった後の後遺症の発現、そして、再感染の可能性があるなどの点などを考慮すると、とても、このウイルス感染症を、これまでの風邪と同じと考えることはできません。

したがって、新型コロナウイルス感染に対する新たな治療法の開発は、喫緊の課題です。

## ●薄毛と新型コロナウイルス感染の思いがけない関連が報告された

前述のように、新型コロナウイルス感染症に対して、効果的な治療法も見いだせない中、思わぬ研究結果から、**薄毛治療が、このウイルス感染の予防や治療に効果的である**という可能性が出てきました。

すなわち、ウイルスに感染して、悪化した患者の特徴の解析から、意外にも、薄毛の人で感染が悪化しやすく、また、薄毛の治療が、このウイルス感染のリスクを下げ、また、その悪化を防ぐという可能性が指摘されたのです。

そういえば、日本の大物お笑いタレントさんは、新型コロナウイルス感染による肺炎で亡くなりましたが、確かに、その方は薄毛でした。

以下に、薄毛と新型コロナウイルス感染症との関連を示した研究成果をご紹介します。

そして、薄毛治療、言いかえれば、ＩＧＦ－１を増やす治療が、新型コロナウイルス感染症にも有効である可能性をお示しします。

## ●新型コロナウイルス感染症の悪化は、薄毛の患者さんに多い

新型コロナウイルス感染では、女性よりも男性のほうが重症化しやすく、また、死亡率

が高いことが世界中から報告されました。

さらに、スペインの病院に入院していた新型コロナ患者の男性175人のうち、79パーセントが男性型脱毛症（Androgenetic Alopecia; AGA）であり、これはスペインの一般男性におけるAGAの頻度である31～53パーセントよりもずっと高いことになります。

また女性の患者でも42パーセントが薄毛であることが判明しました。

女性型脱毛症は女性ホルモンの働きが低下して起こりますが、一般女性における女性型脱毛症の頻度は、一般男性におけるAGAの頻度よりも低いと思われますので、女性においても、薄毛（女性型脱毛症）の患者さんで、このウイルス感染が悪化しやすいと考えられます。

## ◎男性型脱毛症の原因物質が、脱毛のみならず新型コロナウイルス感染の悪化の原因でもあった

イタリアのヴェネト州の68の病院で、新型コロナウイルス感染症と診断された9280人の患者と感染していない住人とを比較したところ、男性ホルモン抑制療法を受けている前立腺がんの患者さんは、その治療を受けていない患者さんに比べて新型コロナ感染のリ

スクが４倍低いことが報告されました。

前述のようにＡＧＡの原因物質は、男性ホルモンが変化したジヒドロテストステロン（ＤＨＴ）です。男性ホルモン抑制療法では、ＤＨＴも減少します。

これらの事実は、ＡＧＡの原因物質であるＤＨＴがウイルス感染リスクの上昇にも関わっていることを示唆します。

## ●男女を問わず薄毛ではＩＧＦ-１が減少することが、新型コロナウイルスの感染リスク上昇と感染悪化につながる

ＡＧＡの原因物質であるＤＨＴは、ＡＧＡの遺伝的な背景を持つ人で知覚神経に作用してその働きを抑えることにより（すなわち、カプサイシンの逆の作用）、ＩＧＦ－１を減少させ脱毛、すなわちＡＧＡを引き起こします。ＩＧＦ－１は免疫力を高めるのでＤＨＴによるＩＧＦ－１の減少は、脱毛と同時に免疫力の低下をも引き起こします。

このような理由で新型コロナウイルス感染は、ＡＧＡの患者さんで悪化しやすいのです。

また、男性ホルモン抑制療法はＤＨＴを減少させるため、ＩＧＦ－１の減少が抑制され新型コロナウイルス感染リスクを低下させると考えられます。

ＡＧＡのみならず女性型脱毛症でも女性ホルモンの作用の減少によりＩＧＦ－１が減少して脱毛が起こりますが、同時に免疫力も下がるために女性型脱毛症がある人で新型コロナウイルス感染が悪化しやすいと考えられます。

さらに新型コロナウイルス感染では男性のほうが女性よりも悪化しやすいことの理由は、一般男性におけるＡＧＡの頻度が一般女性における女性型脱毛症の頻度よりも高いからでしょう。

すなわち**薄毛の人で新型コロナウイルス感染が悪化しやすいのは、男女を問わずＩＧＦ－１が減少している**からと考えられます。

## ◎セファランチンには、ＩＧＦ-１を増やす作用に加えて、その構造の特性から、新型コロナウイルスの感染予防効果があることが報告された

本書で述べたように、セファランチンにはＩＧＦ－１を高める作用があることが報告されており、その作用で円形脱毛症を改善すると考えられます。

さらに、セファランチンの構造そのものが新型コロナウイルスの感染を阻害することが、海外と日本の研究者から報告されました。日本の研究者による臨床応用におけるシミュ

レーションから、セファランチン投与はウイルスの90パーセント以上を排除しうることが示されました。

## ◎ＩＧＦ－１を増やす治療は、新型コロナウイルス感染の治療になりうる

**これまで述べたことをまとめると、薄毛治療に用いられるカプサイシンやイソフラボンなどのサプリメント、プロペシアやアボルブなどのＡＧＡの治療薬剤、さらにセファランチンは、ＩＧＦ－１を増やす作用により免疫力を高め、新型コロナウイルスの感染と感染後の悪化を抑制すると考えられます。**

事実、本書で述べたように、これらのサプリメントやセファランチンを飲まれている著者の患者さんでは、インフルエンザにかかりにくい、または、かかっても軽くすむことが経験されています。

## ◎ＩＧＦ－１を増やす薄毛治療で、産毛と同時にウイルスによる水いぼの消失が確認された

さらに、ＩＧＦ－１を増やす薄毛治療が抗ウイルス作用を発揮した例として、ウイルスによって起こる水いぼ（伝染性軟属腫）が急速に治った症例も確認されました。

**写真38　4歳、女性、全頭脱毛**

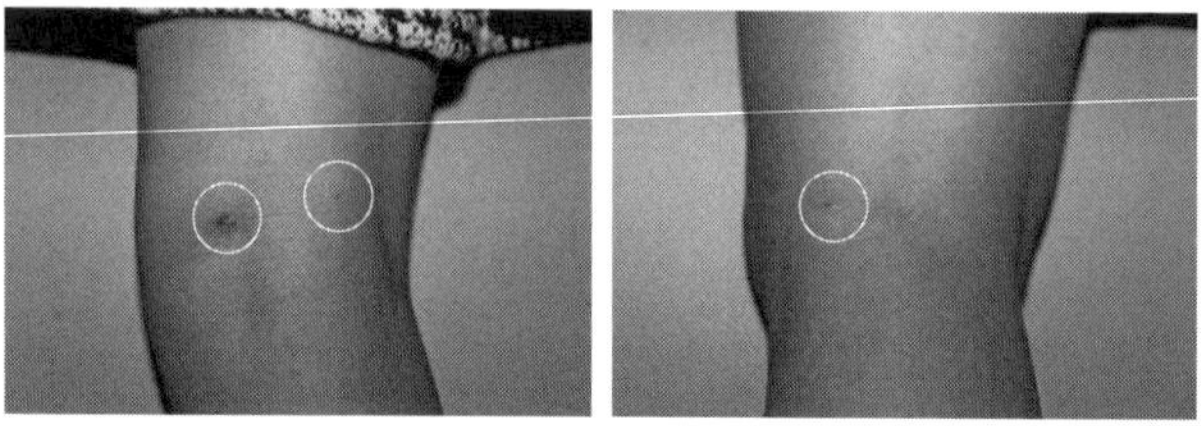

右足（膝の裏）　　左足（膝の裏）

**治療1カ月後**

4歳の全身の脱毛を伴う円形脱毛症の女性患者に、カプサイシンとイソフラボンを含むサプリメントと大量のセファランチンでIGF－1を増やす治療を開始すると、治療1カ月後に、白い産毛が頭部、眉、そして鼻の中にも生えてきました。

同時に、それまであった足の水いぼが消えてきました。

この患者では、治療前に、両足の膝の裏に合計3個の水いぼがありましたが、右足の水いぼ1個と左足の1個は、少し赤くなり、小さくなり、ほぼ消えかかっていました（写真38）。そして、一番大きかった右足の水いぼは、炎症反応が起こって赤くなってきました。

そして治療3カ月後には、すべての水いぼ

は完全に消失しました。

伝染性軟属腫は、幼少時に発症する、ポックスウイルス科のウイルスが引き起こす良性腫瘍です。

ＩＧＦ－１を増やす治療開始1カ月後に産毛が生えたのと同時に、ＩＧＦ－１による免疫力の増強によりウイルスが減少し、軽い炎症の後に、水いぼが消えていったと考えられます。

## ●円形脱毛症の治療で、10年間悩まされた口唇ヘルペスが出なくなり、治療中断で再度出現

20代の女性は多発型円形脱毛症を発症しましたが、カプサイシンなどのサプリメントとセファランチンでＩＧＦ－１を増やす治療により、脱毛症は順調に改善してきました。そして**脱毛症治療の開始後、それまでの10年間、毎月生理前にあらわれていた口唇ヘルペスによる水疱が出なくなりました。**

しかし、治療中に妊娠して、つわりのためにセファランチンが飲めなくなると、そのすぐ後に新たな円形脱毛が発現し、また、口唇ヘルペスが出てくるようになりました。

口唇ヘルペスは、単純ヘルペスウイルスの持続感染によって口唇周辺に水疱を形成する

疾患ですが、免疫力が落ちると、そのウイルスによる水疱の形成が見られます。

**生理直前は排卵後に形成される黄体からの女性ホルモンの分泌が急激に低下する時期で、同時に女性ホルモンによるＩＧＦ－１産生も急激に低下し、免疫力が落ちて、そのためにウイルスの活動が高まって、水疱形成が起こってきたと考えられます。**

ＩＧＦ－１を増やす治療で、脱毛症の改善とともに免疫力が高まり、生理前の口唇ヘルペスによる水疱形成が抑制されていたのですが、セファランチンの服用中止でＩＧＦ－１が急に減少し、円形脱毛症が再発すると同時に免疫力も落ちて、口唇ヘルペスが再燃してきたのです。

この症例の経過から考えても、**ＩＧＦ－１を増やす治療が、免疫力を高めてウイルス感染を抑制する**ことが、強く示唆されます。

第 9 章

# 薄毛とがんによくない薬

## 薄毛とがんによくない薬は、ＩＧＦ－１を低下させる薬

薄毛とがんによくない薬とは、ズバリ、ＩＧＦ－１を低下させる薬です。

知覚神経を刺激すれば、ＩＧＦ－１が増えるので、**ＩＧＦ－１を低下させる薬は、知覚神経の働きを抑える薬**ということになります。

知覚神経を刺激すれば、痛みやかゆみが出ます。

したがって、**痛み止め（解熱鎮痛剤）やかゆみ止め（抗アレルギー剤）がＩＧＦ－１を低下させ、薄毛やがんを悪化させる薬**ということになります。

**これらの薬は、痛みや発熱、または、かゆみなどの原因となっている病気は治さずに、それらの症状だけを軽くする薬（対症療法薬）**です。

マウスの実験結果で判明したように、**インドメタシンという解熱鎮痛剤の一つが、ＩＧＦ－１の増加を抑制**します。

インドメタシンに限らず、この薬と類似の多くの解熱鎮痛剤が、市販の、また医療機関で処方される風邪薬に含まれています。

この事実は、**日常使用することが多い風邪薬が、ＩＧＦ－１の増加を阻害し、脱毛を起こしたり、また、がんの発症リスクを高めたり、がんの病態を悪化させる**可能性を示しています。

また、これらの**解熱鎮痛剤は湿布や外用剤にも含まれており、これらを皮膚に貼ったり、塗ったりしても、皮膚から体内に吸収されてしまいます。**

**事実、これらの解熱鎮痛剤の内服や外用で、薄毛のある方では、ひどい脱毛が起こります。**

次ページ写真39はＩＧＦ－１を増やす治療を受けた全頭脱毛の3歳男子の頭部です。

4カ月間の治療により順調に改善し、産毛が増えてきましたが、通っている保育園で頭をぶつけて、そこのスタッフからサリチル酸という解熱鎮痛剤が配合された湿布（商品名：パテックスうすぴた湿布）を頭に貼られて、その14日後に生えていたすべての毛が抜

**写真39　3歳、男子、全頭脱毛**

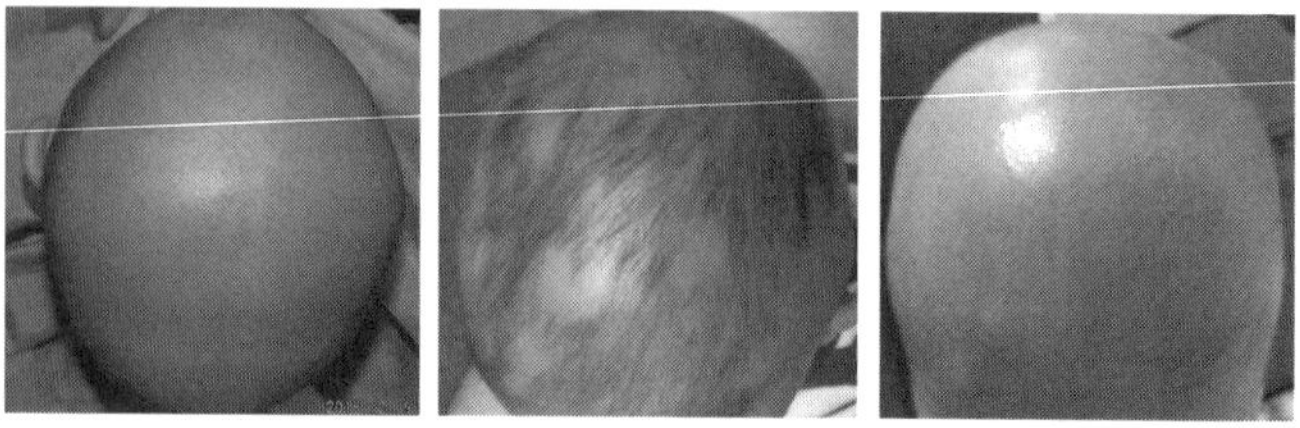

治療前　　治療４カ月後　　パテックス うすぴた湿布 **貼付14日後**

けてしまいました。

　このように、**解熱鎮痛剤は、実験動物のみならず、人でもＩＧＦ－１を減少させて、脱毛を引き起こします。**

　インドメタシンやサリチル酸などの解熱鎮痛剤は、総称して非ステロイド系抗炎症剤（ＮＳＡＩＤｓ）と呼ばれます。ＮＳＡＩＤｓのほとんどのものはＩＧＦ－１を低下させますが、唯一、アセトアミノフェンという解熱鎮痛剤は脱毛を起こさないので、ＩＧＦ－１を低下させないと考えられます。

　**薄毛やがんの予防、また、がん患者さんで解熱剤の使用の必要がある場合は、アセトアミノフェンの使用がすすめられます。**

　病気のときの発熱は、免疫力を上げるため

**の生体反応、つまり治癒力の一つ**です。

発熱で不眠が長く続くなど、体力の消耗を来すような場合以外の**むやみな解熱は、免疫力を低下させて、かえって風邪を長引かせます。**

## 2 抗アレルギー剤

風邪のときの鼻水、花粉症のときの目のかゆみ、さらにアトピー性皮膚炎での皮膚のかゆみなどの症状の発現には、ヒスタミンという物質が関与しています。

ヒスタミンは、炎症やアレルギー反応の際に体内の肥満細胞という細胞から放出され、知覚神経を刺激して、かゆみを引き起こします。

しかし、このとき、**かゆみが起きると同時に、IGF－1も増えている**のです。

したがって、**ヒスタミンによる知覚神経刺激も、IGF－1を増やして、かゆみを起こした原因の病気を治そうとしている治癒力のあらわれ**と解釈できます。

このようなかゆみに対しては、抗アレルギー剤として、抗ヒスタミン剤が使用されます。

**抗ヒスタミン剤は、ヒスタミンによる知覚神経刺激を阻害するために、IGF－1の産**

**写真40　7歳、女性、全頭脱毛症**

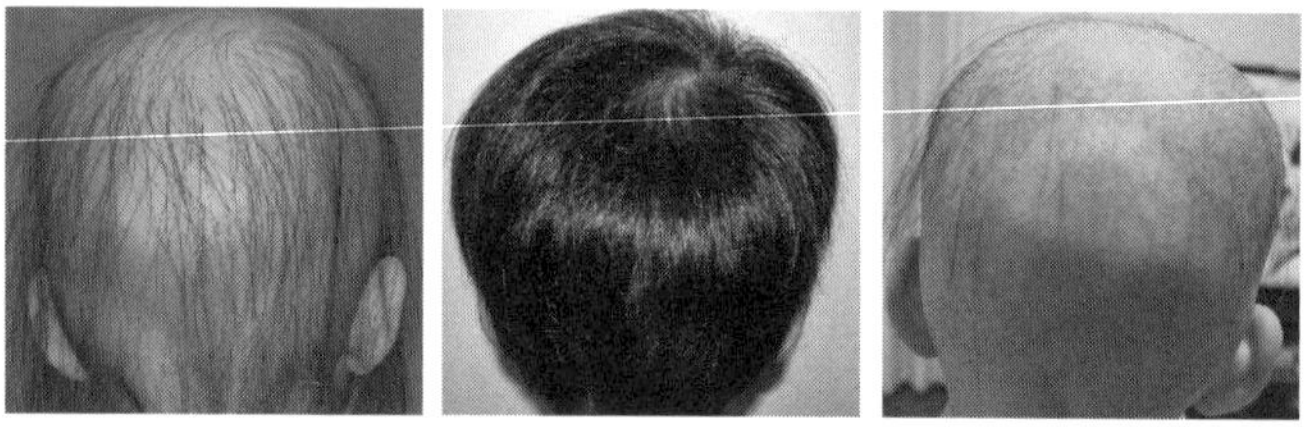

治療前　　治療９カ月後　　治療10カ月後（抗アレルギー剤：オロパタジン3週間服用1カ月後）

**生を阻害します。**

言いかえれば、抗ヒスタミン剤も解熱鎮痛剤と同じく、体の治癒力を阻害する薬なのです。

そして、抗ヒスタミン剤も、市販の、または医療機関で処方される多くの風邪薬に配合されています。

写真40は、7歳の全頭脱毛の女性の頭部です。

IGF－1を増やす治療を開始して9カ月で明らかに改善が見られていますが、かかりつけの皮膚科で、「オロパタジン」という抗ヒスタミン剤が入っている「アレロック」という商品名の薬を3週間処方されて、その1カ月後には生えた毛がすべて抜けてしまいました。

抗ヒスタミン剤も、内服薬のみならず、かゆみ止めの塗り薬や点眼薬にも配合されています。

**ムヒなどの有名なかゆみ止め、目の洗浄液であるアイボン、そして、花粉症のときに使用するパタノール点眼液にも抗ヒスタミン剤は配合されており、これらを皮膚に塗る、または、点眼すると、吸収されて体内に入っていき、ＩＧＦ－１を低下させます。**

実際に、私の患者さんで、これらの塗り薬や点眼薬の使用により、円形脱毛症が発症した症例や悪化した症例が多数経験されています。

## 3 その他の薬剤

**解熱鎮痛剤や抗アレルギー剤（抗ヒスタミン剤）以外にも、ＩＧＦ－１を減らす薬**があります。そして、多くの医師、薬剤師、それらの薬を開発した製薬会社の社員も、このような薬（対症療法薬）を病気を治す治療薬と勘違いしています。

このような薬に、前述の片頭痛治療薬であるスマトリプタン（商品名も同じ）、抗アレルギー剤のモンテルカスト（商品名：キプレス、シングレアなど）などがあります。

しかし、抗アレルギー剤の中でも、**プランルカストという成分を含む薬剤（商品名：オノンなど）は、私の研究で、その理由はわかりませんが、知覚神経を刺激してＩＧＦ－１を増やす作用**があります。

ＩＧＦ－１を減らす薬、また、ＩＧＦ－１を増やす薬の種類や、なぜＩＧＦ－１に対してそのような影響を及ぼすかなどについての詳細は、拙著『薬害脱毛』（現代書林刊）に述べています。

これらの薬の副作用について、もっとお知りになりたい方は、この本をお読みください。

## ◎対症療法薬は、ＩＧＦ-１による治癒力を打ち砕いて副作用を発現

前述のように、解熱鎮痛剤や抗アレルギー薬（抗ヒスタミン剤）は、病気を治す薬ではなく、単に症状を軽くするだけの薬で、このような薬を**対症療法薬**と言います。

**対症療法薬は、症状を軽くするだけで、症状の原因となっている病気を治す薬ではない**ことを認識する必要があります。

そして、**このような薬は、治癒反応としてのＩＧＦ－１の作用を抑制するので、さまざ**

**まな副作用を引き起こします。**

もちろん、**脱毛だけでなく、免疫力を低下させ、自己免疫も引き起こすので、常用すると薄毛以外にも、がんの発症リスクの増加や病態の悪化、さらに、いろいろな自己免疫疾患の発症や悪化をも引き起こす可能性**があります。

**対症療法薬は、ドラッグストアで簡単に手に入る薬です。**

**一人ひとりで注意して、使用は避けましょう。**

## ◎安全にＩＧＦ－１を増やす治療が、脱毛症治療で初めて実現

本書では、本来、**人の心身の成長に不可欠なＩＧＦ－１が、育毛効果や免疫調整作用をあわせ持つので、ＩＧＦ－１を増やす治療で脱毛症が治り、さらに、がんやその他の新型コロナウイルス感染症も含めた難治性の病気が改善する可能性**を述べました。

ＩＧＦ－１には、古くから、これらの作用の他にも多くの健康効果や抗老化作用があることが知られているので、抗老化効果を期待して、ＩＧＦ－１の投与やＩＧＦ－１を増やす成長ホルモンの投与などが行われてきました。

しかし、**これらの試みでは、前述のように、副作用が多く見られ、結局、成長ホルモン欠損症やラロン症候群における成長ホルモン、及びＩＧＦ－１の補充を除いて、ＩＧＦ－１を増やすことによる治療の実現には至りません**でした。

血液学研究の過程で偶然に見いだされた、**知覚神経を刺激すれば、ＩＧＦ－１が増える**という事実を基礎にしたＩＧＦ－１を増やす治療は、副作用もなく、これまで難治であっ

た脱毛症を改善することが確認され、**初めて、安全に体内でＩＧＦ－１を増やすことによる病気の治療が実現できた**ことになります。

## ●ＩＧＦ-１を増やす治療は、脱毛症以外に、がんの改善にも有用

脱毛症治療薬として保険収載されている**セファランチンは、大量投与したときにのみＩＧＦ－１を増やして、円形脱毛症、または他の自己免疫疾患に効果を発現すること**が示されました。

セファランチンには抗がん作用があることも報告されており、この薬はＩＧＦ－１を増やして免疫調整作用を発揮することで、がんを改善していると考えられます。そして、これらの治療効果を発揮するためには、セファランチンは保険で認められている用量よりも大量の投与が必要です。

また、本書で述べたように、ＩＧＦ－１を増やす、カプサイシン、イソフラボンなどのサプリメントと大量のセファランチンによる脱毛症治療で、がんやポリープが消失する例も経験されました。

このような症例は、まだ、数例しか経験されていないものの、**その中の一例では、セファ**

**ランチンで二度もがんの陰影が消失しておりこの効果は決して偶然とは言えないでしょう。**

逆に、がんの改善作用が明らかになっているチャガやカンナビジオールにも、ＩＧＦ－１を増やす作用があり、脱毛症に対する治療効果が認められました。

これらの事実は、**ＩＧＦ－１を増やす治療は、脱毛症のみならず、がんの改善にも有用であること**を強く示唆しています。

## ◎安全で、長く続けられるＩＧＦ－１を増やす治療は、固形がんの治療に向いている

本書で述べたように、がん治療には、既存の抗がん剤や手術などの方法に加えて、統合医療を併用する患者さんが増えています。

固形がん治療において、従来の抗がん剤による治療は、がんのみならず、正常の組織まで傷害してしまい、いろいろな副作用を引き起こし、**その副作用の大きさのために、社会生活の質のいちじるしい低下や、時には、がんよりも、宿主の生命のほうが危険にさらされる場合も少なくなく、本末転倒な治療になってしまう**こともあります。特に、前述のように、がん細胞が抗がん剤に対して耐性を獲得した場合は、抗がん剤治療は免疫細胞を含む正常組織のみを傷害してしまうので、患者さんの状態は、むしろ悪化することもあるで

しょう。

さらに、抗がん剤投与で懸念されることは、その後に起こってくる、いわゆる〝2次がん〟です。抗がん剤はＤＮＡを傷つけるので、正常細胞にとっては〝発がん剤〟でもあるのです。高齢のがん患者さんでは、あまり心配することはないのですが、小児や、比較的若年の患者さんでは、抗がん剤投与の後の長い生存期間内に、それが原因で2次がんが起こってくることもあります。

がん細胞は毎日、体内で生まれ、そして、免疫力で消されていますが、**加齢により免疫力が落ちてくると、がんが発症する**と考えられます。

免疫力を高めるＩＧＦ－１は加齢とともに減少してくるので、知覚神経刺激により加齢に伴うＩＧＦ－１の低下を抑制すること、また、ＩＧＦ－１の産生を高めることは、免疫力を高めて、がんの予防や治療に有用であると考えられます。

このような理由で、**副作用のないＩＧＦ－１を増やす治療は、がんの統合医療において、その意義は大きい**と言えるでしょう。

前述のように、ＩＧＦ－１を増やす治療は、固形がんの治療に向いています。何年もかけて免疫系を破壊しながらあらわれてきて、体の一部ともなっている固形がんを、手術、抗がん剤投与、また、放射線治療などの数カ月の治療で、なくしてしまうこと自体に無理があるのでしょう。

さらに、**手術のストレスや抗がん剤投与により、免疫力が低下することは十分起こり得ます。その結果として、これらの〝標準的〟とされる治療が、逆に、がん細胞の増殖・転移能力を高め、これが〝寝た子を起こす〟ことになり、がんの病態を悪化させることにもなりかねません。**実際に、そのような症例も、多く経験されているでしょう。

2020年に、**胃酸の分泌を強力に抑制するプロトンポンプ阻害剤という薬の投与で新型コロナウイルス感染症患者の予後が悪化することが示され、胃酸の分泌を止めることは免疫力を下げる可能性**が示されました。これまでは胃酸の分泌を止める薬で肺炎が悪化することは知られていましたが、そのメカニズムとして、胃酸が減少することで胃液の殺菌能が低下し口から入った病原菌が気道に入って肺炎を起こすことが考えられていました。

しかし、健常人にプロトンポンプ阻害剤を投与したあとに採血して白血球の殺菌能力を調べた研究からは、プロトンポンプ阻害薬投与が白血球の殺菌能力を低下させることがわかりました。実は、**プロトンポンプ阻害剤は脱毛を引き起こします。すなわち、この薬は**

**ＩＧＦ－１を減らすのです。**

胃酸には知覚神経を刺激する作用があります。傷口にミカンの汁や酢がつくと、痛みが増すことからも、酸が知覚神経を刺激することは明らかです。

ＩＧＦ－１は、リンパ球以外にも白血球をも活性化する作用があり、プロトンポンプ阻害剤投与による白血球の機能低下は、胃酸分泌の低下に起因するＩＧＦ－１の減少による可能性が高いのです。

これらの事実から、**胃酸分泌を強力に抑えるプロトンポンプ阻害剤はＩＧＦ－１を減らして（だから、脱毛する）免疫力を低下させ、それにより新型コロナウイルス感染症を悪化させる可能性が考えられます。**

胃がんの〝標準的治療〟で胃全摘が行われますが、その手術後にも免疫力が低下することも知られています。そして、そのメカニズムの一つとして、胃全摘により胃酸の分泌がなくなりＩＧＦ－１が低下することが考えられるのです。このことから、**胃がんの〝標準的治療〟における手術（胃全摘）が、ＩＧＦ－１を減少させ免疫力を低下させどこかに残存しているがんの再発を引き起こす可能性**が十分考えられるのです。

胃全摘の後は、ＩＧＦ－１の低下を補うためにカプサイシンやイソフラボンなど小腸の知覚神経を刺激するようなサプリメントの経口投与が必要かもしれません。

すなわち、広く行われている〝**標準的**〟**とされる治療では、**

**（1）正常組織をも同時に傷害する**

**（2）がん組織を完全には取りきれない**

さらに、

**（3）免疫力を下げて、かえって、がんの病態を悪化させる**

などの、好ましくない事態が起こる可能性が考えられるのです。

しかし、がんによる消化管などの狭窄《きょうさく》、出血、また、その他の臓器の機能障害に対しては、抗がん剤投与以外の手術や放射線治療は、急場をしのぐ支持療法として、大きな治療的意義を持ちます。

また、これらの治療とは別に、がんによる免疫のブレーキを解除して、免疫力を高めるオプジーボなどの薬剤（治療効果は投与例の20～30パーセント程度に見られ、副作用は難治の自己免疫疾患など重篤）、または体外でリンパ球を活性化して体内に戻すという、免疫力を一過性に高める治療が、一時的にがんを縮小させる場合もあります。

しかし、長い年月をかけて免疫力を破壊しながら出てきたがん細胞を消していくには、前述のように、免疫療法に感受性の高い悪性黒色腫を除いて、間欠的に免疫力を高める治療では不十分と考えられ、やはり、**長い年月をかけて、常時、免疫力を高めてゆく治療を続けることが重要**でしょう。

このような意味において、知覚神経を刺激してＩＧＦ－１を増やすという治療は、副作用もなく、毎日、そして長く行うことができる、免疫力を高める治療となりうるのです。

これまで述べたように、既存のがん治療では、がんを制圧する前に宿主の生命が危険にさらされてしまうという状況が起こることがあります。

このような事態を避けるために、〝がんとは闘うな、共存せよ〟と主張する医師もあらわれ、大きな注目を集めています。

また、ある医師は、がんの治療とは、がんと共存できる状態を作り出せばよい、すなわち、がんは〝不治の病〟となっても、〝不死の病〟にすればよいとも主張しています。

このような観点からも、ＩＧＦ－１を増やす治療を長く行うことは、日常的に免疫力を高め、がんを〝不死の病〟として、患者と共存させることも可能にするでしょう。

## ◎ＩＧＦ－１が、がんの原因であると主張する人たちがいる

*in vitro* の実験（シャーレの中だけの、体内ではあり得ない人工的な環境で行う実験）で、がん細胞はＩＧＦ－１によって増殖し、その感受性も高まっており、生体内でもＩＧＦ－１が、あたかも、がんの原因や増殖に関与しているであろうと主張する研究者がいます。

ＩＧＦ－１は細胞の成長因子なので、正常細胞でも、がん細胞でも、シャーレの中でＩＧＦ－１を作用させれば、それらの増殖を促進するのは当たり前です。

著者が見いだした「知覚神経を刺激すれば、ＩＧＦ－１が増える」という事実は、知覚神経を刺激して、その刺激が神経系を伝わって、結果的に**神経が分布している正常組織でのみ、ＩＧＦ－１を増やすこと**を意味します。

したがって、神経分布のないがん組織では、ＩＧＦ－１は増えないと考えられ、ＩＧＦ－１を増やす治療で、正常組織の免疫力は上がっても、がん細胞の増殖が促進されることはないでしょう。

私が国際学会でＩＧＦ－１の育毛効果や健康効果を紹介した際に、その場にいた、ＩＧＦ－１をがんの原因と考えている海外の研究者が、私の発表を聞いて驚いていた光景は忘れられません。

いたものです。

## ◎IGF-1を増やす治療は、統合医療の中でも理論的な治療法である

がんの統合医療における多くの治療では、民間の商業ベースで販売されている物質を用いたものです。

そして、これらの治療の多くは、確固とした治療理論に裏打ちされているものではありません。

このような状況で、**実際に臨床で脱毛症を改善した物質では、体内でIGF－1を増やすことが明らかで、免疫調整作用の発現をも期待できるでしょう。**

**すなわち、このような物質を用いた治療は、その治療効果の発現機序が理論的に説明できるので、がんの統合医療に用いられるべき治療と言えるでしょう。**

IGF－1を増やして、既存の治療では治らなかった脱毛症を改善させた物質は、カプサイシンとイソフラボンです。そして、カプサイシンとイソフラボンに、セファランチン、チャガ、及びカンナビジオールを加えると、脱毛症の治療効果が著明に高くなりました。

**したがって、脱毛症治療において、もっとも治療効果が高かったカプサイシン・イソフラボンと、セファランチン、チャガ、そしてカンナビジオールの組み合わせが、がん治療でももっとも高い効果を発揮しうると考えられます。**

**カプサイシンが他の物質よりも強い知覚神経刺激作用を持っていること、また、脱毛症の治療中にカプサイシンの服用量が減ると、すぐに脱毛症が悪化することなどを考慮すると、おそらく、カプサイシンとイソフラボンのＩＧＦ－１を増やす作用が、セファランチン、チャガ、及びカンナビジオールのそれらよりも強いこと**が考えられます。

このような理由から、**カプサイシンとイソフラボンを基本に、セファランチン、チャガ、さらにカンナビジオールを併用することが、がんに対しても、もっとも高い改善作用を示す**でしょう。

これまでは、脱毛症治療中に偶然にがんやポリープが消失した症例が見いだされたのですが、ＩＧＦ－１を増やす治療ががんの病態を改善しうるかどうかを、さらに検証するためには、今後、がんの患者さんで、この治療の改善効果を検討する必要があります。

ＩＧＦ－１を増やす治療中に、後になると改善するとは言え、がんが発症することは、ＩＧＦ－１の免疫力を高める効果とは矛盾すると考える人もいるでしょう。

脱毛症の患者では、そうでない人に比べてＩＧＦ－１が低下しています。治療によりＩＧＦ－１は増えているのですが、やはり、脱毛症のない人よりは低下している可能性あり、このことが、ＩＧＦ－１を増やす治療中でも、がんが起こってきたことを説明しうるかもしれません。事実、前述のように新型コロナウイルス感染症の悪化は、薄毛の人で多く認められています。

本書で紹介した、セファランチンのみで乳がんの陰影が2度消失した女性には、脱毛症はなく、そのために、脱毛症のある人よりもIGF－1が高く、免疫力も高かったと考えられ、セファランチンのみでがんが消失したのでしょう。

免疫力は個人差が大きいので脱毛症の患者さんでも、もともと免疫力が高く、さらに治療によりIGF－1が十分に増えている人では、がんが起こることは少ないと考えられます。また、もともと免疫力が低く、治療によっても、まだIGF－1が十分に増加しておらず、免疫力が十分に高くなっていない人では、治療中でもがんが発症することもあり得るでしょう。

**〝知覚神経を刺激して、IGF－1が増える〟ということは、後述するように、〝治癒力を高める〟ということなので、がんが発症してもIGF－1を増やす治療を受けている人では、その後に治癒力が高まって、がんが改善したであろうとも考えられます。**

IGF－1を増やす脱毛症治療で、インフルエンザや風邪にかからなくなったという患者さんが多いのですが、かかっても軽くすむようになったという患者さんがいることと同じことが、がんの発症と改善にも言えるのです。

## ◎難病の治療において、医師は〝標準的治療〟の前で思考停止に陥らず、新しい治療法に理解と関心を持つことが必要

これまでに述べたように、現在、がんを含む多くの難病の治療では〝標準的治療〟と呼ばれる治療法があります。**この治療法は、十分な治療効果があるので〝標準的〟とされているわけではなく、治療現場では、とりあえずこの方法でやりましょうという合意のもとに、もっとも行われる頻度が高いという意味での〝標準的〟な治療法なのです。**

43歳の男性が、おでこの上の薄毛を治したいと来院されました。この男性の薄毛は、男性型脱毛症によるものでした。

その男性が、ストレスでも薄毛は進行しますかと尋ねられたので、そのような場合もあります、とお答えしました。その後に、奥様が1年前に亡くなられて、それがストレスになっているかもしれないと話されました。奥様は骨肉腫で足を切断され、いわゆる、がんの〝標準的治療〟を受けられたそうですが、効果がなく、亡くなられたそうです。睡眠も育毛に重要なので、睡眠は良好かどうかを尋ねると、お子さんと一緒に寝ているが、よく

眠れているとのことでした。この男性と小さなお子さんが、奥様を失われたことを深く悲しまれている様子が伝わってきました。

この男性は、奥様の骨肉腫の治療中に、最新の免疫療法を受けるために、専門家の医師にがん細胞の遺伝子を調べてもらっていました。そして、**男性は、この新しい治療を受けたいと主治医に申し出たところ、主治医は、そんな治療をしたいのなら他へ行ってくれと、冷たく言い放った**そうです。男性は、憤慨していました。

このような光景は、おそらく、多くの医療現場でも見られると思いますが、この主治医の態度が問題なのです。つまり、**十分な効果もないのに、標準的治療と名付けられた治療の前で、多くの医師が思考停止となり、それ以外の治療には見向きもしない**のです。一般に、**このような医師は、何かといえば、エビデンス、エビデンスと言い、エビデンスがないものはダメだの一点張りである**場合が多いのです。**治療効果のエビデンスがあるものは、確かにそれなりの効果は期待できるでしょう。しかし、治療効果がないというエビデンスがある場合は別にして、ただエビデンスがないという場合は、その時点で、その治療法が効果がないと判断されるのではなく、効果があるかどうかわからないと判断されるべき**なのです。

本書で述べた、ＩＧＦ－１を増やす治療も、脱毛症以外の病気の治療においては、まだエビデンスがないので、そのような意味では今後の症例の蓄積を待たなければ、この治療が確かに効果があるものかどうかはわかりません。しかし、**がんをはじめとして、難病で苦しむ患者さんの主治医たるものは、患者さんが〝標準的治療〟以外の、受けてみたいと思う治療法を提案した場合、聞く耳を持たないというような態度を取るのではなく、一緒に考えてみる必要がある**のではないでしょうか？

医療現場で働く医師は、誰でも多忙です。しかし、**多忙は〝標準的治療〟のみしか受け入れないことの理由にはなりません。**

**さらに憂慮すべきは、〝標準的治療〟が十分な効果を発揮しないばかりか、時には病気を悪化させることもあるのです。**

難治である重症の円形脱毛症の治療においても、前述のように、日本皮膚科学会が作成した診療ガイドラインなるものがあり、日本中の皮膚科医は皆、このガイドラインに沿って〝標準的治療〟を行います。しかし、**この〝標準的治療〟、一向に効果がないばかりか、むしろ円形脱毛症を悪化させることさえあるのです。**だからこそ、多くの患者さんたちが皮膚科治療で治らず、むしろ悪化して困り果てているのです。**驚いたことに、本書で紹介**

**した、IGF－1を低下させる薬、すなわち脱毛させる薬である抗ヒスタミン剤の使用が、その診療ガイドラインの中で推奨されている**のです。いくつかの抗ヒスタミン剤の添付文書には、脱毛の副作用が記載されています。そして、**実際に皮膚科で、円形脱毛症の治療で抗ヒスタミン剤を使用されて、悪化している患者さんは非常に多い**のです（拙著、『薬害脱毛』参照）。

がんの治療の場合と同じく、円形脱毛症治療においても、皮膚科医は〝標準的治療〟の前に思考停止に陥っており、治らなくても、また、悪化しても、その治療を黙々と行います。さらに問題なのは、この治療で治らないことを感じている皮膚科医の中には、その悔しさからでしょうか、円形脱毛症の患者さんに暴言を吐いたり、診療を拒否する医師さえいるのです。

**円形脱毛症の〝標準的治療〟に限らず、本書で述べたように、がんの〝標準的治療〟によっても、むしろ悪化する症例は必ずあるはずです。**外科医の中には、〝標準的治療〟で悪化した患者さんを、おそらく、何例も目の当たりにしてのことでしょう、メスを捨てて、新たながん治療を模索するために、臨床家から研究者に転身する人もいます。このような転身は極端な例としても、医師であるならば、患者さんの病気を治すために、毎日、流れ作業のように行っている〝標準的治療〟を批判する視点を持ち、多忙という言葉にかまけずに、もっと患者さんに寄り添って、〝標準的治療〟以外の治療に対しても、進んで理解と関心を示すことが必要です。著者はもともと内科医ですので、白血病などの血液のがんや固形がんを治療した経験もあり、現場の多忙さや治療プロトコールを施行することの大変さは理解していますが、それでも、〝標準的治療〟以外の治療にも関心を持つことは必要と考えます。

## ◎IGF-1は、人の治癒力の本態：IGF-1を増やせば、脱毛症やがん以外の病気の改善も期待できる！

本書で紹介したように、IGF-1は育毛効果や免疫調整作用の他にも、生体の機能に対して多くの好ましい作用を持っています。

病気になったときやケガをしたときに、知覚神経がさまざまな機序で刺激され、その結果、プロスタグランジンという物質が増え、これがさらに知覚神経を刺激してIGF-1を増やします。

プロスタグランジンは痛みや発熱を引き起こしますが、**痛みや発熱は、それぞれ異変が**

**起こった体に安静を求めること、及び免疫力を上げるという意義を持っています。**

そして、**ＩＧＦ－１は、炎症抑制作用、免疫調整作用、さらには組織の再生作用などを発揮して、病気やケガなどを治す治癒力の本体として機能する**のです。

その証拠に、**プロスタグランジンの合成を阻害する解熱鎮痛剤は、ＩＧＦ－１を減らして、脱毛や免疫力の低下を引き起こします。**

本書でも述べたように、ＩＧＦ－１を増やす治療では、脱毛症やがん以外に、現代人の多くが悩んでいる不眠症、片頭痛、うつ病、さらに自己免疫疾患、炎症性疾患、月経困難症や不妊、更年期障害、骨折や骨の老化、食物アレルギーをも改善させ、そして新型コロナウイルス感染症をも改善する可能性が高いのです。

## ◎知覚神経を刺激して増えてくるＩＧＦ-１の効果は〝シゲキのチカラ〟
## ～〝シゲキ〟を日常生活に取り入れて健康維持を～

本書では、ＩＧＦ－１を安全に増やす物質と薬を紹介し、それらによる脱毛症とがん、さらには、これまでに難治であった、いくつかの病気の治療が可能であることを述べました。

ＩＧＦ－１を増やし、脱毛症やがんによい薬が存在する反面、ＩＧＦ－１を減らし、脱毛を引き起こす薬があり、これらはがんの病態に対してもよくない影響を及ぼす可能性があります。

日常使用する薬を見直して、**ＩＧＦ－１を減らす薬をできるだけ使用しない、特に、それらの常用は絶対に避けるといった注意が、脱毛症やがん、そして、その他の病気の治療や予防のみならず健康維持にも重要**です。

また、ＩＧＦ－１を増やす物質であるカプサイシンとイソフラボンは、それぞれ、唐辛子と大豆に含まれる成分です。

**脱毛症治療に効果のあったカプサイシンとイソフラボンの量は、それぞれ、1日あたり茶さじ2杯の一味唐辛子と豆腐半丁に含まれます。**

サプリメントで摂取することも可能ですが、私が使用しているサプリメント以外の、市販のカプサイシンやイソフラボンのサプリメントの多くでは、これほどの量を摂取することはできません。

**カプサイシンやイソフラボンに加えて、他にも食品に含まれる成分で、ＩＧＦ－１を増やすものがあることが、私の研究で判明しました。**

これらの事実は、**ＩＧＦ－１を増やす食生活が可能であること**を示します。

また、温泉でＩＧＦ－１が増えることも判明しましたが、玉川温泉に毎日つかることはできません。しかし、体を温めるだけでもＩＧＦ－１が増えやすくなるので、**シャワーだけよりも、毎日、汗が出るまで浴槽につかるなどの入浴習慣を身につけることなどが、ＩＧＦ－１を増やすためには重要**になります。

実際に、国立がんセンターの調査でも、毎日浴槽につかる習慣を持つ人のほうが、シャワーを浴びるだけの人に比べて、がんにかかりにくいことも報告されています。

これらの他にもＩＧＦ－１を増やす生活習慣があり、できるだけそのような生活習慣を日常に取り入れることが、脱毛症、がん、そしてその他の病気を予防するうえで重要になります。

このような生活習慣についての詳細は、拙著『髪がみるみる生える、ふえる、きれいになる25の習慣』（主婦の友社刊）に述べていますので、ご参照ください。

カプサイシンとイソフラボンは食後に服用しますが、時にカプサイシンによる胃粘膜の知覚神経刺激により、胃が熱くなったり、また、痛くなったりします。

しかし、これらの症状は、あくまでも知覚神経刺激症状にすぎず、胃が荒れたためではありません。

前述のように、**唐辛子を食べて、胃炎を治したという報告**もあるくらいです。

## ◎〝シゲキのチカラ〟（＝ＩＧＦ‐１の効果）を活かして健康維持と難病の新しい治療法の確立を

**画期的な医学研究の成果は、**多数の研究者が追い求めている目標を、シャーレや試験管の中の実験で、一番に達成するような研究によるのではなく、**セレンディピティ（追い求めている研究内容ではない、注意深さと幸運によって、探していなかった事実が見つかること）による新事実の発見、もしくは実際の患者さんの病態の注意深い観察**によってもたらされます。

**〝知覚神経を刺激すればＩＧＦ－１が増える〟**という研究成果は、まったく育毛の研究などは目指していなかった著者が、血液の研究過程で偶然に見いだしたものです。

したがって、この研究成果はセレンディピティによる発見と思われます。

この研究成果を治療に応用すると、既存の治療で治らなかった重症の脱毛症が改善しました。また、この治療を行っているうちに脱毛症以外にも、がん、自己免疫疾患、さらにその他の難病が同時に改善することも判明しました。

**この成果は、患者さんが教えてくれたもの**です。

このような意味では、著者の研究成果は、セレンディピティと臨床病態の注意深い観察によって生まれたものと言えます。

著者が、医学部の学生時代、当時の病理学の教授であった（故）林　秀男博士が、講義の中で、〝研究を深く行うと、すべての領域に通じる水脈にあたることがある〟と言われており、この言葉はとても印象的でした。〝知覚神経を刺激すれば、ＩＧＦ－１が増える〟という発見は、まさに、脱毛症から、がん、そして、その他の難病の治療にも応用が可能で、そのような意味では、この発見は前述の教えの中の〝水脈〟に相当するものではないかと考えています。

本書を読まれて、乳がんを強く疑われた女性で、二度も、〝彼女の病巣はなぜ消えたのか〟の理由が、おわかりいただけたかと思います。

**知覚神経刺激によって増えてくるＩＧＦ－１の健康効果は、あなたの髪の毛と心身を元気にする、〝シゲキのチカラ〟なのです。**

## 参考文献


*Promotion of insulin-like growth factor-I production by sensory neuron stimulation; molecular mechanism(s) and therapeutic implications.* Curr Med Chem. 2008; 15（29）: 3095 – 112.

著者が発見した、ＩＧＦ－１を増加させる方法と、その臨床応用のまとめ（英文）。

『血液学の研究グループが偶然見つけた髪を再び増やす新理論』（現代書林、２０１１年）

ＩＧＦ－１を増やす方法を発見した経緯が述べられている。

『薄毛の食卓〜５カ月で64・５%の人が発毛した食事法－』（マガジンハウス、２０１１年）

ＩＧＦ－１を増やして、髪の毛を増やすための食生活を紹介。

『髪がみるみる生える、ふえる、きれいになる25の習慣』（主婦の友社、２０１４年）

ＩＧＦ－１を増やして、髪の毛を増やす生活習慣を紹介。

『ＩＧＦ－１と血流を増やせば髪はみるみる生えてくる』（平原社、２０１７年）

ＩＧＦ－１を増やすタキシフォリンの女性の薄毛改善作用が述べられている。

『身近なクスリで毛が抜ける　薬害脱毛』（現代書林、２０１８年）

ＩＧＦ－１を減らす、危険な薬が述べられている。

以上、著者岡嶋研二の著作。

『旭丘光志著　シベリア健康法』（メタモル出版、２００８年）

チャガの作用が詳しく述べられている。

著者略歴

## 岡嶋研二（おかじま・けんじ）

1978年、熊本大学医学部卒業。1982年、同大学大学院医学研究科修了（医学博士）。1991年、ウィーン大学医学部へ留学。その後、熊本大学医学部助教授を経て、2005年に名古屋市立大学大学院医学研究科教授に就任。2012年より、自らの血液学研究の過程で、偶然に見出した、育毛物質「インスリン様成長因子ー1」を増やす方法を、これまで治らなかった脱毛症治療に応用すべく、名古屋Kクリニックを開院。現在、全国から来院する脱毛症患者の治療を行っている。『薄毛の食卓』（マガジンハウス）『髪がみるみる生える、ふえる、きれいになる25の習慣』主婦の友社）『IGF-1と血流を増やせば髪はみるみる生えてくる!』平原社）『血液学の研究グループが偶然見つけた髪を再び生やす新理論』『薬害脱毛』（小社刊）など著書多数。

# 彼女《かのじょ》の病巣《びょうそう》はなぜ消《き》えたのか？
## 医師《いし》がすすめる薄毛《うすげ》からがんまで改善《かいぜん》させる新理論《しんりろん》

2021年6月16日　初版第１刷

著　者 ―――――――― 岡嶋研二《おかじまけんじ》
発行者 ―――――――― 松島一樹
発行所 ―――――――― 現代書林
〒162-0053　東京都新宿区原町3-61　桂ビル
TEL／代表　03(3205)8384
振替00140-7-42905
http://www.gendaishorin.co.jp/

装丁 ―――――――― 吉崎広明（ベルソグラフィック）
本文ＤＴＰ ―――――― ＮＯＡＨ
編集協力 ―――――― 岡本弘美／小田明美

印刷・製本　（株）シナノパブリッシングプレス
乱丁・落丁本はお取り替え致します。

定価はカバーに表示してあります。



ISBN978-4-7745-1886-2　C0047